ÉTUDE

HISTORIQUE & PRATIQUE

SUR

La Prophylaxie et le Traitement

DU CHOLÉRA

Basée sur les observations fournies par
l'Épidémie de Marseille
(1884)

PAR LE DOCTEUR H. MIREUR

MÉDECIN DU PREMIER BUREAU DE SECOURS

(HÔTEL-DE-VILLE)

Quæ scripsi, vidi.

DEUXIÈME ÉDITION REVUE & AUGMENTÉE

PARIS

G. MASSON, Éditeur

LIBRAIRE DE L'ACADÉMIE DE MÉDECINE

120, Boulevard Saint-Germain, 120

MARSEILLE

LIBRAIRIE MARSEILLAISE

34, rue Paradis, 34

1884

ÉTUDE

HISTORIQUE & PRATIQUE

SUR

LA PROPHYLAXIE & LE TRAITEMENT

DU CHOLÉRA

ÉTUDE

HISTORIQUE & PRATIQUE

SUR

La Prophylaxie et le Traitement

DU CHOLÉRA

Basée sur les observations fournies par l'Épidémie de Marseille

(1884)

PAR LE DOCTEUR H. MIREUR

MÉDECIN DU PREMIER BUREAU DE SECOURS

(HÔTEL-DE-VILLE)

Quæ scripsi, vidi.

PARIS

G. MASSON, Éditeur

LIBRAIRE DE L'ACADÉMIE DE MÉDECINE

120, Boulevard Saint-Germain, 120

MARSEILLE

LIBRAIRIE MARSEILLAISE

34, rue Paradis, 34

1884

ÉTUDE

HISTORIQUE ET PRATIQUE

SUR LA PROPHYLAXIE & LE TRAITEMENT

DU CHOLÉRA

De toutes les maladies, le choléra est sans contredit une de celles qui, jusqu'à ce jour, ont été le plus étudiées, mais avec le moins de succès.

Cet aveu, contraire aux prétentions de certains auteurs, ne nous semble même pas discutable. La preuve en est, eu égard à l'épidémie actuelle, que les opinions les plus contradictoires sont émises chaque jour et soutenues de part et d'autre, avec un égal talent, une égale conviction. Les uns sont contagionistes, les autres ne le sont pas; ceux croient au microbe, ceux-là le nient; les premiers en font la cause, et les seconds l'effet; enfin, quelques-uns affirment la transmission par l'air, par contre, beaucoup d'autres ne l'admettent que par l'eau ; en un mot « oui » et « non » sont les deux termes qui résument le mieux l'état de la science au point de vue de l'étude du choléra.

De telles contradictions peuvent paraître au moins étranges aux esprits superficiels qui, refusant de voir le fond des choses, ne cherchent jamais à se rendre compte. Pour nous, au contraire, elles témoignent des efforts persévérants faits par le corps médical et par des hommes de science et de cœur pour arriver à la découverte du vrai. On tâtonne, on hésite, on croit aujourd'hui ce que l'on démentira demain ; telle théorie paraît juste jusqu'au moment où un fait nouveau viendra la détruire ; n'importe, on cherche et on étudie toujours. Espérons qu'un jour ou l'autre la vérité se fera jour et que des conclusions précises pourront enfin être établies !

Les conditions de recherches ne sont d'ailleurs pas faciles, avouons-le. Voilà, en effet, une maladie qui, fort heureusement, ne vient se soumettre à notre observation que tous les vingt ans, en moyenne, et pendant quelques mois à peine. Les travaux pratiques commencés en 1865 dans les pays du centre de l'Europe, n'ont-ils pas eu besoin, pour être continués, d'attendre 1884 ?... Certes, nous sommes loin de nous plaindre d'une telle interruption, mais il faut reconnaître qu'elle n'est point favorable aux progrès rapides de la science sur la matière.

Pénétré de ces idées, nous croyons qu'on ne parviendra à connaître véritablement le choléra, sa nature, sa genèse, son essence en un mot, que lorsque, après avoir traversé plusieurs épidémies, on aura noté les faits les plus saillants et véritablement acquis que chacune d'elles aura présentés.

Dans cet ordre de vues, mettons à profit les enseignements que l'épidémie cholérique de Marseille vient de nous fournir pour préciser certaines indications relatives à la prophylaxie et au traitement du redoutable fléau.

Si notre ville a été préservée de plus grands ravages que ceux qu'elle a eu à subir, c'est à deux causes que nous le devons : d'une part, aux mesures prises par nos autorités, dont le zèle, le dévouement et l'amour du bien public ne se sont pas démentis un seul instant, et, d'un autre côté, à la sage observation des principes d'hygiène individuelle.

Dans l'intérêt de l'humanité, il importe donc de faire connaître les divers moyens mis en œuvre dans notre cité en vue de la préservation publique; tel est le but des quelques pages qui vont suivre.

CHAPITRE PREMIER

Considérations Générales sur l'Épidémie Cholérique

DE 1884

~~~~~~~~~~~~~~~~~~~~~~

Etudiée dans son ensemble, l'épidémie cholérique de 1884, en France du moins, présente, outre les caractères généraux communs à toutes les épidémies antérieures, certains caractères particuliers qui constituent un des chapitres les plus intéressants de son histoire.

Ces caractères particuliers, il importe de les déterminer ici, avant même d'aborder directement le sujet que nous avons en vue. En maintes circonstances, en effet, dans le cours de ce travail, ils pèseront d'un grand poids dans nos appréciations et on jugera jusqu'à quel point ils peuvent légitimer certaines pratiques encore contestées de la prophylaxie du choléra.

Remarquons, d'ailleurs, que cette physionomie spéciale qu'a présentée l'épidémie de 1884, a été constante, invariable. Manifeste dès le début de la maladie, elle a persisté au moment de sa plus violente intensité, c'est-à-dire lorsque le chiffre de la mortalité avait atteint son maximum, et elle se continue encore aujourd'hui que nous touchons à sa fin. De telles conditions indiquent surabondamment que ces traits caractéristiques du choléra actuel, sur lesquels nous tenons à appeler l'attention, ne sont ni vagues, ni accidentels, mais empreints d'une précision indéniable,

bien déterminés, en un mot absolument acquis aujour-
d'hui.

Pour preuve, qu'il nous suffise de faire remarquer que
chacun d'eux a été, pour ainsi dire, consacré par l'opinion
publique avant d'entrer dans le domaine de la science.

I

Variété des symptômes observés.

Parmi ces caractères distinctifs de l'épidémie cholérique de 1884, l'extrême variété des symptômes observés
est celui qui doit figurer au premier rang. Sans aller jusqu'à prétendre que depuis sa dernière apparition en Europe le choléra a changé de nature, on peut cependant
affirmer que la maladie que nous venons d'observer et que
nous observons même encore, donne lieu, dans la plupart
des cas, aux manifestations les plus diverses et procède
d'une manière absolument différente suivant les sujets
qu'elle atteint.

Tantôt précédé de la diarrhée prémonitoire, le choléra
actuel ne se développe qu'après plusieurs jours de malaises
bien accusés; d'autres fois, il frappe à l'improviste, au
milieu du sommeil, par exemple, en pleine santé apparente; ici, il provoque des vomissements abondants, des
déjections riziformes, des crampes extrêmement douloureuses; là, aucune de ces manifestations; chez celui-ci,
algidité complète, cyanose, suppression des urines,
voix éteinte, affaissement de la région orbitaire; chez
celui-là, rien de plus qu'une constriction épouvantable de
la poitrine; ici encore, apparence d'une maladie des plus
graves, désespérée même, qui guérit quelquefois; là, au
contraire, on dirait une affection presque légère qui se
complique soudainement et tue en moins d'une heure;

chez les uns, développement lent et progressif, chez les autres, rapidité foudroyante ; dans un cas, rétablissement complet en vingt-quatre ou quarante-huit heures ; dans un autre, transformation en fièvre typhoïde souvent mortelle.

Sans doute, cette variété dans la manière de se produire, de se développer, de se terminer même, a été souvent signalée comme un des caractères inhérents à la nature du choléra ; mais, en vérité, nous doutons qu'elle se soit jamais montrée aussi frappante que cette année.

II

Catégories de personnes plus particulièrement atteintes par l'épidémie.

Une autre particularité de l'épidémie actuelle, particularité si nettement tranchée qu'elle a ému non seulement le corps médical mais le public lui-même, c'est la condition à peu près identique des personnes dont le choléra a fait ses victimes de prédilection.

Sauf quelques rares exceptions, la terrible maladie, en effet, n'a atteint jusqu'à présent que les personnes :

1º Qui vivent dans de mauvaises conditions d'hygiène, au point de vue du logement et de l'alimentation ;

2º Qui font des imprudences ;

3º Qui sont alcooliques ;

4º Qui sont atteintes de maladies chroniques antérieures et surtout d'affections gastro-intestinales.

Mais c'est là encore, ajoute-t-on, un autre des caractères les plus invariables du choléra, de frapper toujours de préférence les classes pauvres de la société. Nous ne le contestons pas ; qu'on nous dise cependant à quelle époque cette délimitation fut si nettement tranchée qu'en 1884 ?

Quoi qu'il en soit, chacune de ces catégories de personnes que nous venons de spécifier, mériterait une étude particulière ; malheureusement, ces études multiples nous entraîneraient trop loin et dépasseraient de beaucoup les limites que nous nous sommes tracées. Disons seulement que les habitations humides, peu aérées, mal entretenues comme la plupart de celles des vieux quartiers et de certains points de la banlieue, fréquentées par des individus qui se nourrissent mal, ont été les principaux foyers de l'épidémie. Ne citons pour preuve que la maison de la rue de la Barnière, à la Capelette, où il n'y a pas eu moins de dix-sept décès en quelques jours, et ce grand domaine du quai de Rive-Neuve, 81, où les morts ont été peut-être plus nombreux encore.

Mais même, sans parler de ces quelques habitations qui ont été le théâtre de drames pathologiques vraiment terribles, que de logements nous pourrions citer principalement dans les rues du Refuge, du Petit-Puits, Torte, Baussenque, du Poirier, de la Guirlande, etc., etc., qui ont compté deux, trois, quatre et même cinq ou six cas cholériques !... Par contre, qui n'a pas remarqué que les quartiers du centre et du sud de la ville, quartiers commerciaux ou aristocratiques, spacieux, vastes, à larges rues, propres, bien aérés, habités par une population susceptible, en général, de suivre les principes de l'hygiène, ont été préservés d'une manière à peu près absolue? S'ils sont restés indemnes pendant toute la durée de l'épidémie, ce n'est certes point à la distance qui les sépare des quartiers atteints qu'ils le doivent, mais bien aux conditions meilleures dans lesquelles ils se trouvent.

Quant aux imprudences commises, elles ont aidé pour une large part à l'action du fléau. Que d'excès de table et plus encore de boissons ont provoqué dans certains cas le développement de la maladie !... Nous avons nous-même donné des soins à plusieurs cholériques, la plupart de nationalité italienne, qui avaient fait leur repas, au plus fort de l'épidémie, avec des tomates crues et de l'eau glacée. Ne devrions-nous pas également appeler de coupables imprudents ces malades peu avisés qui, atteints de la diarrhée prémonitoire pendant p\.\.\.ieurs jours, n'ont rien voulu faire pour la combattre alors qu'il était temps encore?... Une pareille conduite, en temps d'épidémie cholérique, revêt presque le caractère du suicide.

Que dire enfin des alcooliques et des débilités par des affections antérieures ou par les privations, si ce n'est qu'ils ont offert un terrain admirablement préparé au développement de la maladie, une réceptivité toute spéciale. Nous en avons un touchant exemple dans les asiles d'aliénés de Saint-Pierre, de Montdevergues, de Montperrin, qui ont été si cruellement éprouvés et surtout dans le couvent de la rue Villeneuve, soumis à toutes les austérités du régime claustral, où treize religieuses et leur confesseur, un jeune père capucin, ont succombé en peu de jours.

En somme, dans les villes où sévit l'épidémie cholérique, tous les habitants sont plus ou moins imprégnés de l'influence morbide; mais, quoique soumis à cette influence, les uns résistent et acquièrent l'immunité, ce sont les forts, les autres sont atteints et succombent, ce sont les faibles. C'est là une grande loi pathologique qui vient de recevoir une consécration exceptionnellement éclatante dans l'épidémie actuelle.

III

De la contagion du Choléra et de ses divers modes de transmission.

Enfin, un des caractères les plus saillants de cette même épidémie a été de ne frapper que dans des proportions relativement très minimes les catégories de personnes qui par profession ou par dévouement étaient naturellement plus exposées à la contracter. Docteurs en médecine et étudiants, administrateurs, prêtres et religieuses, infirmiers et infirmières, volontaires des bureaux de secours, sapeurs-pompiers, employés des pompes funèbres, etc., n'ont pas, en effet, payé au choléra un tribut en rapport avec le danger auquel ils ont été exposés. Quelque regrettables que soient les pertes que l'épidémie a causées dans nos rangs, il n'est cependant pas permis de méconnaître que, si elles ont été grandes par le mérite de ceux qui sont tombés au champ d'honneur, elles ne l'ont du moins pas été par le nombre. C'est là encore un de ces faits qui n'ont pas échappé à l'observation publique et qui rendu indiscutable par les chiffres, nous amène naturellement à dire quelques mots de la contagion du choléra.

A ce point de vue jusqu'à nos jours si discuté et d'ailleurs si discutable, qu'on nous permette d'exposer ici sans réticence comme en toute franchise les convictions qui nous animent. Si les idées que nous allons émettre nous sont personnelles, si elles n'ont pas pris naissance sur le champ du microscope, du moins sont-elles en parfaite harmonie avec les indications générales de la clinique et les principes les plus vraisemblables de la pathogénie du choléra. Malgré les tendances de la science moderne, ce sont là des conditions de garantie qui ne doivent pas être négligées.

D'après nous, la formule de la contagion du choléra peut se résumer dans les cinq propositions suivantes:

1° Le choléra ne se transmet pas directement d'individu malade à individu sain, ni par le contact, ni par la respiration;

2° Les produits émanant de cholériques, déjections et matières vomies, contiennent un germe qui n'est pas immédiatement transmissible par lui-même, mais qui, placé dans les conditions voulues, donne naissance à un principe contagieux, le principe cholérigène ;

3° La contagion du choléra ne s'opère jamais qu'au moyen de ce principe, soit par l'intermédiaire de l'air, soit par l'intermédiaire de l'eau ;

4° Les vêtements et les marchandises, plus encore que les individus, sont les agents de transport naturels de ce principe ;

5° Le principe cholérigène ne s'implante que sur des natures en quelque sorte préparées à le recevoir, et produit, suivant que le terrain qu'il rencontre est plus ou moins favorable à son développement ou le choléra ou la cholérine ; si le terrain ne lui convient pas, il reste sans influence.

Nous nous expliquons. Le choléra n'est pas une affection directement contagieuse comme la variole, la scarlatine, la diphtérie par exemple, mais c'est une maladie produisant un germe (œuf, graine, animalcule ou ferment), qui a besoin, pour devenir contagieux, de subir une certaine évolution. En un mot, le germe cholérique contenu dans les déjections et les matières vomies, est la semence non encore évoluée et non contagieuse qui donne naissance à un produit contagieux.

Cette semence, pour se développer et pour fournir ce produit contagieux, qui n'est autre que le principe cholérigène (microbe, bacille, spore, miasme, etc., peu nous importe), doit rencontrer un terrain de culture favorable, c'est-à-dire un milieu réunissant les conditions propices à sa transformation ; sans cela, elle reste stérile et meurt. Au contraire, dans les milieux qui lui conviennent, sa prolifération devient épouvantablement rapide et abondante. L'air chaud et humide, l'eau, les endroits malpropres et mal aérés, les détritus de tout genre et toutes les matières organiques en décomposition, nous paraissent, jusqu'à preuve du contraire, résumer les principales conditions qui forment de préférence ces milieux.

Par analogie, nous pensons que les individus eux-mêmes, selon leur constitution et les dispositions du moment, offrent une réceptivité plus ou moins grande au principe infectieux, parce qu'ils constituent des milieux plus ou moins favorables au développement de ce principe, c'est-à-dire du choléra lui-même.

Contrairement aux lois qui régissent le monde végétal et qui veulent que les meilleurs terrains soient naturellement les plus favorables à la prospérité des plantes, c'est précisément la loi inverse qui régit le développement du choléra, puisque ce sont les mauvais terrains physiques, à savoir les constitutions faibles et appauvries, qui lui conviennent le mieux.

Disons, enfin, pour achever notre pensée sur le principe cholérigène, qu'une fois produit, il conserve ses propriétés contagieuses plus ou moins longtemps, selon les conditions dans lesquelles il est placé. Les mêmes milieux qui favorisent sa production sont aussi les plus favorables à sa conservation qui, dans certains cas, nous n'hésitons pas à le dire, dans la cale d'un navire par exemple, peut être de plusieurs mois.

Ces prémisses posées sur la genèse du choléra, il devient indispensable, pour indiquer dans quel sens va être dirigée l'étude des mesures prophylactiques dont nous avons à nous occuper, de démontrer maintenant notre troisième proposition, à savoir : que la contagion du choléra peut s'effectuer aussi bien par l'intermédiaire de l'air que par l'intermédiaire de l'eau.

Le savant allemand, M. le docteur Koch, affirme que le microbe en virgule est le producteur exclusif du choléra;

et comme l'eau est, d'après lui, le seul véhicule de ce bacille, le choléra ne peut se communiquer que par les liquides.

Quelque grande que soit notre estime pour le micrographe de Berlin, nous n'hésitons pas, toutes réserves faites sur la spécificité de la virgule, à repousser à «priori» son affirmation comme mal fondée.

Il suffit d'approfondir tant soit peu l'étude du choléra pour constater immédiatement quels immenses inconnus la science a encore à résoudre pour arriver à la connaissance exacte de cette maladie. Nous l'avons dit à la première page de ce travail, malgé tous les efforts, toutes les recherches, toutes les expériences, ce que l'on connaît du choléra est bien peu de chose à côté de ce qu'il reste à connaître. Avec les plus confiants dans l'avenir de la science, nous espérons qu'un jour viendra, jour que nous souhaitons aussi rapproché que possible, où l'obscurité fera place à la lumière, et où la vraie nature de ce grand fléau sera enfin établie avec précision. Aussi, avec toute l'Académie de médecine de Paris, applaudissons-nous sans réserve à ces belles paroles prononcées par M. J. Rochard, dans une des dernières séances: «Repoussant nos idées sur le choléra, M. Jules Guérin nous a appelés les casuistes de la routine. Les hommes de routine sont ceux qui se cramponnent aux vieilles idées, qui croient encore à la génération spontanée des maladies infectieuses, aux constitutions médicales susceptibles d'engendrer les épidémies.

« Les gens de progrès, au contraire, sont ceux qui adoptent les idées de leur temps, qui acceptent les découvertes de la science moderne, partagent même parfois ses illusions et marchent avec elle à la conquête d'un avenir encore mystérieux, mais assurément plein de promesses. » *Séance du 30 Septembre 1884.*

Mais, en attendant le jour où ce mystère pathologique

se changera en une découverte positive, que d'hypothèses, que de suppositions, que de théories ne manqueront pas de se produire encore! Tant qu'elles ne reposeront que sur des bases mal établies, il ne s'en dégagera naturellement que des déductions fausses.

Pour éviter de tomber dans de pareilles erreurs, l'observation seule des faits doit nous servir de guide. Evidemment, ces faits, quelques bien étudiés qu'ils soient, quelques précis, incontestables qu'ils nous paraissent, ne suffiront pas, à eux seuls, pour fixer les lois qui président à tel ou tel côté de la question, mais ils présenteront du moins cette signification que telle ou telle chose est possible parce qu'ils en sont la preuve. Ainsi, par exemple, un seul fait bien démontré, irréfutable, de la contagion par l'air, prouvera, non pas que la contagion ne se fait que par l'air, mais qu'elle est possible par ce moyen ; il en sera de même pour la contagion par l'eau.

Or, au milieu des exemples multiples que nous offre l'épidémie actuelle, choisissons en deux qui soient sans réplique ; ils attesteront, l'un cette transmission possible par l'eau, l'autre par l'air. Ce sera sans contredit la meilleure démonstration que nous puissions faire de la proposition que nous avons avancée à ce sujet.

1° *Transmission par l'eau.* — La contagion du choléra par l'intermédiare de l'eau est, croyons-nous, peu discutée. Cependant, pour la rendre plus évidente, nous tenons à reproduire ici la très intéressante observation de notre excellent ami, M. le docteur Queirel, sur la terrible épidémie de la région des Omergues (Basses-Alpes), épidémie que notre confrère, à la suite d'une délégation préfectorale, est allé étudier sur place, de concert avec M. le professeur Louis Roustan, conseiller général de ce département.

« Dans le courant de la seconde semaine de juillet, dit M. Queirel, arrivait aux Omergues, petit village des Basses-Alpes, une jeune dame venant de Marseille. Dès son arrivée, cette personne, ignorante comme beaucoup d'autres du danger, commit l'imprudence de faire laver dans les eaux du Jabron le linge qu'elle avait apporté avec elle et qui était souillé de déjections cholériques.

« Il est essentiel de noter que le Jabron est un petit ruisseau qui dessend des Omergues et va fournir, dans la vallée, aux populations riveraines, l'eau de consommation et d'arrosage.

« A peine le lessivage du linge en question était-il terminé, que des cas mortels se déclaraient aux Omergues et étaient le prélude de cette épouvantable épidémie qui devait bientôt désoler ce petit hameau.

« Mais ce qu'il y a de remarquable dans ce fait, au point de vue de la contamination par l'eau, et ce qui semble être prouvé d'une manière irréfutable, c'est que la plus grande partie des localités riveraines du Jabron et situées en aval des Omergues, présentèrent successivement des cas de choléra. Ainsi, avons-nous pu suivre, en descendant la vallée, la marche du fléau jusque dans les communes de Curel, Saint-Vincent et Noyers.

« Les seules localités riveraines du Jabron qui n'ont pas été infectées, sont celles de Chamor et des Anières qui, par suite de leur altitude et de leur position topographique, reçoivent leurs eaux de consommation, non point du Jabron, mais d'un autre cours d'eau qui descend d'une autre chaîne de montagnes ».

Cette relation destinée à figurer dans le rapport que M. le docteur Queirel doit adresser à l'Académie de Médecine sur l'épidémie cholérique dans les petites localités, présente au point de vue de la contagion par l'eau, une signification capitale. Si nous avons tenu à la signaler, de préférence à toute autre, c'est qu'elle contient à elle seule, cette preuve évidente que, parmi plusieurs localités toutes soumises aux mêmes influences, il n'y a eu que celles qui ont consommé les eaux du Jabron, c'est-à-dire les eaux contaminées, qui ont été atteintes. Or, cette contagion générale d'un côté, et cette immunité complète de l'autre, nous semblent plus que suffisantes pour dissiper tous les doutes et démontrer d'une manière certaine la possibilité de la transmission du choléra par l'intermédiaire de l'eau.

Inutile, par conséquent, d'ajouter d'autres faits à celui qu'on vient de lire; la première partie de notre proposition n'est donc plus contestable.

2° Transmission par l'air. — C'était en 1847, une épidémie meurtrière de choléra avait éclaté en Perse, décimant la plupart des villes.

A la suite d'un concours particulier de circonstances, on découvrit que cette épidémie avait suivi comme pas à pas et de ville en ville, des marchands ambulants qui faisaient le commerce des étoffes. On conclut alors de cette observation, et c'était bien naturel, que le choléra avait du être transporté d'un endroit à l'autre par ces voyageurs, bien qu'ils n'en fussent pas atteints eux-mêmes, ou par leurs marchandises.

Or, comme à cette époque on ne possédait encore aucune notion précise sur les divers modes de la contagion et qu'on n'avait aucun intérêt à soutenir telle ou telle doctrine, l'interprétation des faits s'effectuait dans les meilleures conditions, c'est-à-dire dégagée de tout parti pris. C'est par rapport à cette considération que nous avons surtout tenu à exposer le fait de cette épidémie déjà ancienne et de l'explication qui en fut donnée.

Depuis cette époque, d'ailleurs, les choses n'ont pas varié ;

et de même encore aujourd'hui n'est-ce pas aux germes contenus dans les marchandises arrivant de pays contaminés, qu'il faut attribuer le transport à longue distance du choléra ? A ce sujet, si on admet la possibilité de son importation par mer, et il nous semble difficile qu'on puisse de nos jours être d'un avis contraire, on est bien obligé de reconnaître que cette importation se fait bien plutôt par les marchandises que par les individus. Pour preuve, n'est-il jamais arrivé qu'un navire qui a fait quarantaine et qui n'a eu aucun cas à son bord ni pendant sa traversée plus ou moins longue, ni pendant son temps d'observation de quelque durée qu'elle ait été, a cependant introduit par son déchargement le choléra dans le port où il avait abordé ?... Le fait de ne pouvoir que très rarement découvrir la fissure exacte par laquelle le mal a pénétré dans ce pays, donne même une très grande créance à cette opinion.

Or, si on admet ce principe que le germe du choléra peut se trouver contenu dans une marchandise quelconque, on admet du même coup son existence possible dans l'air et sa transmissibilité par cet intermédiaire.

Mais allons plus loin. L'épidémie que nous subissons en ce moment à Marseille n'a-t-elle pas débuté, de notoriété publique, par le cas de ce jeune collégien qui, arrivant de Toulon, avait, pour ainsi dire, apporté le choléra dans sa malle ?.. A cela on pourrait peut être objecter que ce jeune homme avait lui-même pu contracter la maladie par l'eau qu'il avait bue deux jours auparavant dans la ville qu'il venait de quitter ; mais alors, demanderions-nous, où se produisit donc l'élément de ce même mal qui, vingt quatre heures après, atteignait sa malheureuse mère ?

Un autre fait, et celui-ci très concluant, que nous avons puisé nous-mêmes aux sources les plus authentiques.

Le 22 juillet, à dix heures du soir, partait de Marseille Monsieur A. D***, cafetier, habitant un des quartiers les plus frappés par l'épidémie. Le lendemain dans la matinée il arrivait à Vogué, son pays natal, petit village de l'arrondissement de Privas (Ardèche), d'une population de 630 habitants environ.

A ce moment, aucun cas, même douteux, n'avait été encore signalé ni dans les communes voisines, ni dans le département.

Sitôt arrivé, M. A. D*** se met immédiatement en relations suivies avec son ami M. le docteur H. Cartoux, médecin de la localité. Ces relations se continuent les 24, 25 et 26. Dans la matinée du dimanche 27 juillet, M. A. D*** sort de sa malle un costume qu'il n'avait pas encore déplié, revêt se costume et va rejoindre le docteur, avec lequel il reste plusieurs heures.

Jusqu'à ce moment encore aucun cas, ni grave, ni léger, n'avait été constaté dans la région. Mais, vers midi, le docteur est pris subitement de coliques, de vomissements et de crampes ; peu d'instants après, il était en pleine période algide et, le même soir, à dix heures, il succombait.

Une heure après ce décès, la mère elle-même du cafetier marseillais qui, pour sa part, resta toujours indemne, était prise d'une atteinte cholérique des plus graves. Ainsi commençait cette épidémie si terriblement meurtrière qui n'a pas fait moins de cinquante-quatre victimes en vingt jours, dans ce petit village de 630 habitants.

De quelque manière qu'on cherche à expliquer la contagion dans ce fait, il nous semble difficile d'admettre qu'on puisse lui trouver un autre véhicule que l'air. Comment M. Koch, par exemple, qui, dans sa théorie, ne nous semble avoir indiqué qu'un seul facteur du grand problème, pourrait-il, dans le cas de Vogué, invoquer et surtout démontrer l'intermédiaire de l'eau ? Pour notre part, nous préférons être moins exclusif que le célèbre docteur allemand, et, nous inspirant des faits qui précèdent, comme de bien d'autres que nous eussions pu citer, nous gardons la conviction, fort triste du reste, que le choléra se transmet aussi bien par l'air que par l'eau.

S'il n'en était pas ainsi, c'est-à-dire si cette maladie ne se communiquait que par l'eau, si les marchandises, les étoffes, les vêtements, plus encore que les individus, n'étaient pas ses agents de transport les plus ordinaires, nous pensons qu'elle ne se transmettrait pas d'une ville à l'autre dans les effroyables proportions qui la caractérisent ; de même aussi, nous estimons que ses ravages pourraient être bien plus facilement atténués.

Du reste, au point de vue spécial de cette étude et de l'examen des mesures prophylactiques dont il va être question un peu plus loin, nous préférons pêcher par excès. D'après le vieil adage « qui peut le plus, peut le moins », nous aurons bien moins de reproches à nous adresser si nous exagérons le nombre des moyens qu'il faut opposer à l'ennemi commun, qu'en cherchant trop à les restreindre. Comme M. Koch, nous n'envisagerions fort problablement qu'un très petit côté de la question, si nous limitions à la qualité de l'eau nos mesures de préservation. Ce serait là certainement une lacune coupable, que peut-être un jour, lorsque la science aura dit son dernier mot, nous ne nous pardonnerions pas sans de cruels remords.

CHAPITRE DEUXIÈME

Des Recherches Scientifiques sur le Choléra

FAITES A MARSEILLE PENDANT L'ÉPIDÉMIE DE 1884

Un mouvement scientifique, qui fait le plus grand honneur au corps médical, se produisit à Marseille dès le début de l'épidémie. Outre les nombreux essais thérapeutiques dont on suivit les effets avec autant de soin que d'anxiété; outre les efforts individuels qui, pendant une période de deux mois, convergèrent tous vers une seule étude, celle du choléra, des recherches expérimentales multiples furent tentées collectivement, en vue de préciser les lésions pathologiques que produit cette maladie et de vérifier sa transmissibilité de l'homme aux animaux.

Les résultats de ces travaux, tous fort intéressants à des titres divers, seront sans doute, au moment voulu, publiés avec tous leurs développements. Mais, en attendant, il ne sera pas hors de cause d'en donner ici un rapide exposé.

I

Recherches scientifiques de MM. Magon et Cognard

Les premiers expérimentateurs qui rendirent un compte public de leurs études, furent MM. les docteurs Magon et Cognard; le premier, professeur de sciences naturelles au

Lycée, conservateur du Muséum, et le second, délégué de
la Société de médecine de Lyon, envoyé à Marseille avec
mission d'étudier sur place le choléra, sa nature et toutes
les questions s'y rattachant.

MM. Magon et Cognard avaient dirigé particulièrement
leurs recherches sur les moyens de transmission du choléra de l'homme aux animaux. Dans ce but, et pour opérer
avec toutes les chances possibles de succès, ils varièrent
souvent leurs modes de procéder et les sujets qui servaient
à leurs expériences. Malgré ces précautions, toutes leurs
tentatives restèrent sans effet et jamais ils ne purent
obtenir le moindre résultat positif. Voici, du reste, un
extrait du rapport que le jeune et distingué médecin
lyonnais a lu, avant son départ, devant la Société de
Médecine de Marseille, extrait qu'il a bien voulu rédiger
lui-même, sur notre demande :

Les expériences que nous avons entreprises avec le docteur
Magon nous ont été inspirées par la conviction que nous avions
acquise, en présence des opinions si divergentes émises récemment sur la nature du choléra et du nombre invraisemblable de
spécifiques proposés, que le seul moyen d'arriver à la notion de
l'agent infectieux et, par conséquent, à une thérapeutique
rationnelle et radicale, était la transmission de la maladie aux
animaux.

Cette transmission pouvait se faire de deux façons :

1° Par l'introduction des déjections cholériques dans les voies
digestives, dans les voies respiratoires, dans le torrent de la
circulation ;

2° Par l'introduction dans l'économie de liquides de culture
ensemencés avec les mêmes produits cholériques.

Les expériences de Tiersch, de Guttmann de Bazinsky, de
Robin, de Legros et Goujon nous avaient autorisés à croire à un
résultat positif dans la majorité des cas.

Or, sur les huit animaux qui ont servi à nos expériences, 2 chats,
3 singes, 1 chien, 1 gros rat blanc, 1 chacal, aucun n'est mort du
choléra, malgré les conditions diverses dans lesquelles nous
nous sommes placés.

Nous avons injecté dans les veines des matières cholériques

après filtration, dans les veines aussi de l'eau contenue dans l'atmosphère des salles du Pharo et recueillie sur une carafe refroidie ; nous avons injecté dans la trachée d'un jeune singe une pleine seringue de Pravaz de déjections de cholérique contenant des microbes et spécialement des virgules, dans le tissu cellulaire d'un jeune chat, une seringue de la même matière.

Mais le procédé que nous avons employé le plus souvent et que nous croyons avoir été les premiers à mettre en usage, est celui qui consistait à faire sur la ligne blanche une incision au travers de laquelle nous pouvions attirer au dehors l'intestin grêle, et, après l'avoir incisé, à injecter dans cet intestin une grande seringue (seringue de verre à injection) de déjections cholériques ; enfin à suturer le dit intestin puis la paroi abdominale.

Deux de nos animaux sont morts : un chat cinq. jours après l'opération, mais nous venions de lui pratiquer une autre incision abdominale et, au lieu d'ouvrir largement l'intestin, nous lui avions injecté une petite quantité de déjections avec la seringue de Pravaz.

Ce chat est mort de péritonite ainsi que l'a montré l'autopsie.

Le chacal est mort trois jours après que nous lui avions introduit dans l'intestin grêle un fragment d'intestin et de foie de cholérique. Mais il était guéri de l'opération proprement dite et la mort est due à ce que la suture de la paroi abdominale, faite avec du cat-gutt, n'a pas tenu assez longtemps ou assez solidement ; il s'est produit une hernie de toute la masse intestinale et l'animal est mort de péritonite suraiguë.

En somme, ces expériences montrent que, pour cette épidémie du moins, les animaux sont réfractaires aux tentatives que l'on peut faire pour leur transmettre le choléra, à condition, toutefois, que l'on prenne les précautions antiseptiques nécessaires, si l'on veut se mettre à l'abri des causes d'erreur et ne pas attribuer au choléra ce qui n'est dû qu'à la péritonite ou la septicémie.

II

Recherches scientifiques de la Commission nommée par la Société Nationale de Médecine de Marseille.

La Société de médecine de Marseille qui consacrait, sans interruption, chacune de ses séances à l'étude du choléra, à sa génèse, à ses divers modes de contagion, avait nommé, dès la première heure, un comité de recherches composé de MM. les docteurs A. Sicard, Queirel, Bouisson, Poucel et Livon, membres de la Société, et de MM. Taxis et Chareyre, deux savants micrographes.

Ce comité avait pour mission spéciale :

1° D'étudier l'état du sang des cholériques ;

2° De tenter par des expérimentations multiples la transmission du choléra de l'homme aux animaux.

Les recherches de ce comité ont abouti à des résultats fort intéressants au premier point de vue. D'après ses constations, en effet, il semble établi aujourd'hui, que le sang de cholérique, à la période algide, perd ses propriétés normales et devient plus ou moins fluide suivant la gravité du cas, tandis que ses globules se ramollissent, abandonnent peu à peu leur forme naturelle et se désagrègent même. Quant au second point, aucune des expériences faites au nombre de trente environ n'a été suivie d'effet démonstratif.

Voici du reste le rapport très-intéressant fait au nom de cette commission par M. C. Livon, professeur de physiologie et présenté à la Société de médecine dans la séance du 13 septembre 1884.

Dans sa séance du 18 juillet 1884, la Société Nationale de Médecine de Marseille, a nommé une commission composée de MM. A. Sicard, Taxis, Bouisson, Queirel, Poucel, Livon et Chareyre, pour entreprendre des recherches sur le choléra.

Dès ce moment la commission s'est réunie dans le laboratoire d'histologie et de physiologie de l'école de médecine gracieusement mis à sa disposition par M. Chapplain, directeur de l'Ecole, et par M. le professeur Livon.

En débutant, la commission tient à adresser ses remercîments au personnel scientifique du Pharo qui lui a fourni tout ce dont elle avait besoin pour effectuer ses recherches.

Ces recherches ont été entreprises sans idée préconçue, sans parti pris. Toutefois deux opinions prépondérantes s'imposaient à notre attention par la haute valeur et la compétence scientifique et médicale des savants français et allemands qui en étaient les promoteurs.

C'est sur le contenu intestinal et sur le sang que nous avons concentré nos efforts et nos investigations.

Nous n'avons pas cru devoir renouveler les expériences sur la sueur qui ont été faites à côté de nous par MM. Magon et Cognard et dont nous avons pu constater les résultats négatifs.

Nous avons pris des matières vomies et des déjections de cholériques à toutes les périodes. Nous avons pris ces mêmes matières dans l'estomac et l'intestin de sujets morts à diverses périodes aussi.

Un fait nous a frappé dès le début, c'est qu'il y avait constamment un rapport inverse entre la proportion des komabacilles et la coloration des selles, c'est-à-dire que les selles riziformes sont celles qui en contiennent le plus, tandis qu'il nous a été donné d'examiner des selles colorées qui en étaient totalement dépourvues.

Une fois en possession du microbe virgule notre préoccupation a été d'en rechercher la spécificité.

A cet effet, avec les vomissements et le contenu stomacal d'une part, les déjections et le contenu intestinal d'autre part, nous avons entrepris deux sortes d'expérimentations. Ces matières filtrées et non filtrées, employées dans un temps qui a varié de quelques heures à treize jours, nous ont constamment donné des résultats négatifs, et cependant rien n'avait été négligé pour faire varier les modes de pénétration dans l'organisme. Ces liquides examinés au microscope avant leur emploi ont révélé la présence des microbes virgules, dans les déjections.

Dans le but d'obtenir des résultats nets et concluants, nous n'avons pratiqué qu'une seule opération sur chaque animal et nous avons injecté ces matières dans le tissu cellulaire, dans le péritoine, dans la trachée, dans l'estomac, dans l'intestin grêle, dans le gros intestin et enfin dans le sang. Aucun des animaux en expérience n'a présenté le moindre symptôme cholérique, soit clinique, soit anatomo-pathologique. Cependant chez un lapin mort « onze jours » après une injection de microbes dans l'intestin grêle, nous avons pu constater la présence de ces microbes dans l'intestin, ce qui prouve bien qu'ils y avaient trouvé un milieu favorable au moins à leur conservation. Ce lapin pourtant ne présentait aucun signe de choléra.

L'insuccès de nos expériences, avec des déjections fraîches, nous a conduits à modifier les conditions ; ayant eu la bonne fortune de recueillir une selle riziforme, remarquable par sa pureté, provenant d'un malade en période algide depuis quelques heures et fourmillait de microbes virgules, nous en avons imbibé des linges qui ont été entretenus constamment humides. Au bout de trois jours, nous avons fait une première série d'expériences sur trois chiens, avec de la lavure de ce linge ; le premier, porteur d'une fistule gastrique depuis huit mois, reçut deux grammes de ce liquide dans l'estomac ; la même quantité fut injectée au second dans l'intestin grêle, et, au troisième, dans la veine fémorale, et deux cobayes reçurent l'injection, l'un dans le tissu cellulaire, l'autre dans le péritoine. Tous ces animaux ont continué à se bien porter. Au bout de neuf jours, c'est-à-dire six jours après cette première série d'expériences, nous avons répété ces essais sur des lapins et toujours avec le même insuccès.

En même temps, la moitié à peu près du linge contaminé était placée dans un cristallisoir contenant un litre d'eau et agité dans ce liquide. Un chien était forcé de boire à ce récipient et un autre en liberté (celui de la fistule), a pu venir y boire. Nous ferons observer que cette eau, placée le soir, a été bue pendant la nuit et que c'est seulement le matin que les chiens reçoivent leur nourriture. Ici encore, point de résultat. Nous enregistrons le même insuccès chez un lapin qui a mangé des tranches de pommes de terre récemment trempées dans la déjection cholérique et le lendemain dans de la lavure d'un linge contaminé et maintenu humide depuis neuf jours.

M. Koch ayant admis la contamination des eaux par le bacille, nous avons examiné l'eau du canal prise au robinet du laboratoire et l'eau de la Rose prise près de la source. Toutes les deux en contiennent. Désireux de nous rendre compte de la quantité de microbes virgules contenus dans un litre d'eau de la Rose, nous avons fait une série d'observations en suivant exactement les indications et le procédé de Koch, nous sommes arrivés à établir une moyenne de dix bacilles virgules par goutte (de 25 gouttes au centimètre cube), ce qui représente par litre une quantité de 250.000 microbes virgules, sans compter les autres, et M. Koch a déclaré dans la conférence qu'il a faite au Pharo, qu'un seul microbe suffisait pour tuer un homme !!! Notons que ces observations ont été faites à un grossissement de 600 diamètres et que ces bacilles, comparés aux figures données par M. Koch lui-même, n'ont présenté aucune différence comme aspect, dimension et coloration. Aujourd'hui que nous touchons à la fin de l'épidémie et bien qu'il n'y ait jamais eu à la Rose un seul cas de choléra, nous avons tenu cependant à faire un examen comparatif et nous certifions que les 250.000 microbes virgules s'y trouvent encore.

Ici se termine la série des expériences au nombre de 13 que nous avons entreprises sur les vomissements et les déjections, sur des lapins, des chiens et des cobayes.

La recherche des bâtonnets signalés par Strauss dans le rapport de la mission Pasteur en Égypte a été l'objet de nos premières études sur le sang. Nous avons bientôt acquis la certitude, par des examens comparatifs, que ces bâtonnets se trouvent même dans le sang des personnes en bonne santé, au moins dans la grande majorité des cas.

En dehors du bâtonnet signalé par Straus, nous n'avons trouvé dans le sang aucun organisme qui, par sa présence constante, pût être considéré comme caractéristique. Toutefois, nos recherches sur ce point ne nous permettraient d'être affirmatifs que s'il nous avait été possible d'obtenir du sang dès les premiers accidents (1).

Nous avons à signaler, en outre, la présence fréquente mais non constante de corps sphériques que nous ne pouvons déterminer exactement pour le moment et qui, probablement, ne sont que des transformations de globules. Ces corps se trouvent quelques fois dans le sang de la période algide et plus souvent et en plus grande abondance dans la période de réaction.

Nous croyons devoir signaler un organisme spécial trouvé une seule fois dans un sang en période de réaction : il s'agit de longs chapelets formés de petits articles étranglés à leur milieu.

Cet organisme mis en culture dans du bouillon, s'est montré aérobie ou anaérobie, suivant les conditions de l'expérience.

A l'état aérobe, les articles constituant le chapelet se désagrégeaient et chacun d'eux se développaient ensuite en longs filaments sporifères en tout semblables à ceux du charbon cultivés dans du bouillon.

Dans l'état anaérobe, les articles se désagrègent et produisent des spores sans abandonner leur forme primitive. Nous avons d'ailleurs acquis expérimentalement la preuve que nous n'avions là ni du charbon, ni de la septicémie.

Une des altérations qui nous paraît avoir une importance prépondérante à cause de sa constance, c'est celle qui porte sur les globules sanguins. Cette altération offre ceci de particulier, c'est qu'elle n'atteint pas simultanément tous les globules, mais tout au contraire, on peut voir, dans les cas à marche rapide surtout,

---

(1) Le moyen le plus simple pour se procurer la goutte de sang nécessaire à cet examen est de piquer avec une aiguille le pavillon de l'oreille.

des globules profondément altérés à côté de globules parfaitement sains affectant leur disposition normale en pile d'écus.

L'altération consiste dans le ramollissement du globule, d'où résultent des déformations par pression réciproque, l'agglutination de masses globulaires, d'autant plus abondantes que la période est avancée. Puis, si un courant s'établit sur la plaque en observation, on voit les globules malades couler comme une lave fluide ou du goudron fondu entre des masses plus compactes, et leur adhérence est telle que, par l'effet mécanique du courant, on voit les globules s'allonger, prendre des formes olivaires, presque cylindriques, et s'étirer jusqu'à rupture de leur adhérence et, alors, si l'altération n'est pas très avancée, le globule revient à sa forme primitive en vertu de son élasticité ; mais nous avons constaté que, dans des cas très graves, le globule perdait cette propriété et conservait la forme olivaire même à l'état isolé, nous étant assuré qu'il était dépourvu de toute adhérence avec les globules voisins, même par des filaments de fibrine. Si, pendant l'examen microscopique, on ajoute du sérum artificiel on voit bientôt la plus grande partie des globules reprendre leur indépendance, leur forme normale et leur disposition en pile d'écus ; mais là où les globules sont le plus altérés, la désagrégation n'a pas lieu.

Dans les cas très graves, à l'examen immédiat, la fibrine du sang offre dans la coagulation une disposition réticulée que rend très manifeste le violet de gentiane ; mais pour obtenir cet effet il faut que la densité de la dissolution aqueuse soit telle que les globules ne se déforment pas.

Cette altération du sang nous l'avons trouvée dans tous les cas. Nous serions donc disposés à la regarder, comme caractéristique, comme la lésion pathognomonique du choléra. C'est cette donnée qui nous a permis de redresser deux erreurs de diagnostic qui nous sont personnelles. Les malades présentaient cependant tous les symptômes classiques.

De tous les sangs avec lesquels nous avons expérimenté 28 fois, il en résulte que deux seulement, recueillis au début de la période algide, l'un sur le cadavre, l'autre sur le vivant, et un troisième pris sur un sujet mort en période algide, nous ont donné des résultats positifs. Les deux lapins injectés avec le sang du premier cadavre sont morts au bout de dix-huit heures, présentant des lésions anatomo-pathologiques, que nous inclinerions à regarder comme appartenant au choléra, et les altérations hématiques que nous avons décrites. Les deux lapins qui ont reçu une injection intra-veineuse de deux gouttes de sang diluées dans six centimètres cubes de sérum artificiel, ont présenté, le lendemain, de la diarrhée colorée, et chez l'un d'eux des plaques de globules agglutinés.

Nous retrouvons le même résultat chez un chien de taille moyenne, à qui nous avons injecté deux centimètres cubes de mélange à parties égales de sang et de sérum artificiel, et qui a eu de la diarrhée séreuse pendant deux jours.

Toutes les autres expériences faites avec du sang en période algide prolongée ou en période de réaction, sont restées absolument négatives.

Notons que le sang qui a tué nos deux premiers lapins, maintenu à une température constante de 38 degrés avec afflux d'air filtré à travers du coton, a perdu rapidement sa virulence.

Ce même sang, au bout de vingt jours, dans un état de putréfaction complète, fourmillant de toute espèce d'organismes vivants, a été injecté impunément dans le sang à des lapins, à un singe. Une heure après l'opération, les organismes infectés étaient retrouvés dans le sang du lapin et ils avaient complètement disparu douze heures après. Ce fait de la disparition des organismes injectés nous engage à signaler la disparition de vibrions existant dans le sang des lapins à leur entrée dans le laboratoire et n'ayant subi aucune opération. Nous avons constaté l'existence de ces vibrions dans le sang de 14 lapins, sur 22 examinés. Ils ont de 0,018 à 0,024 millièmes de millimètre et le nombre varie de 4 à 20 par champ de microscope au grossissement de 250. Or, nous avons constaté qu'il n'y a plus trace de ces organismes de 5 à 6 heures après la mort.

Ces expériences, qui s'élèvent au nombre de 41, nous paraissent autoriser les conclusions suivantes, à savoir : 1° Que le choléra peut se transmettre aux animaux. Ce fait d'ailleurs est confirmé par des expériences nombreuses faites par d'autres et par des observations recueillies sur place par des personnes ayant habité Pondichéry et Chandernagor pendant plus de quarante ans ; 2° que le contenu stomacal et intestinal et les déjections même les plus riziformes sont absolument inoffensives ; 3° qu'il en est de même du sang recueilli pendant la période de réaction et que c'est seulement dans la période algide que le sang a une propriété infectieuse, conclusion conforme à celle formulée par Robin en 1865 ; 4° que cette propriété est d'autant plus énergique que l'on est plus rapproché de la période de début et que cette propriété disparaît au bout d'un temps que nous ne pouvons préciser, qui n'excède pas 24 heures, mais que nous avons tout lieu de croire plus court.

Les expériences positives que nous avons l'honneur de vous présenter sont assurément très peu nombreuses, mais ce sont les seules sur lesquelles nous puissions nous appuyer, les circonstances ne nous ayant pas servi.

Nous n'avons même pas essayé de répéter les expériences consistant à injecter des doses massives de sang ou de déjections car ce serait là le meilleur argument pour prouver leur non spécificité.

Ces recherches conduites avec attention et impartialité, nous amènent à ne voir dans la théorie allemande qu'une hypothèse qu'aucune expérience ne justifie et qui va trouver dans le mode de propagation du choléra une réfutation nouvelle.

Nous ne regardons pas, en effet, comme démonstratives, les expériences qui viennent d'être faites par MM. Nicati et Rietsch ; la ligature, en effet, du canal cholédoque, peu dangereuse chez le chien, est, au contraire, très grave sur les lapins et les cobayes ; les chevaux ne la supportent pas. Vulpian, dans ses nombreuses expériences, a fait remarquer que beaucoup d'animaux meurent après elle dans un temps qui varie entre quelques heures et quelques jours. Ces animaux ont pu, par conséquent, fort bien mourir de l'opération et non du choléra, et la présence d'une culture de microbe virgule dans l'intestin n'est pas pour nous une preuve.

Une autre assertion que nous n'acceptons pas davantage est celle que la bile dissout le bacille virgule.

Enfin, nous n'acceptons pas non plus que la présence des bacilles virgules dans l'intestin produise le choléra.

Les raisons sur lesquelles nous nous appuyons sont les suivantes :

1° Nous avons trouvé des bacilles virgules dans des selles colorées.

A ce propos, nous dirons que les selles riziformes pures sont relativement rares, et le plus beau spécimen de ce genre qu'il nous ait été donné de voir provenait d'un malade qui a guéri et chez lequel, par conséquent, la pullulation du bacille n'était pas contrariée par la présence de la bile, et qu'il n'y a aucun rapport entre la gravité de la maladie et la coloration des selles.

2° Nous avons constaté la présence de bacilles virgules dans l'intestin grêle d'un lapin mort onze jours après une injection sans ligature préalable du canal cholédoque ;

3° Ce lapin, qui a eu pendant onze jours dans son intestin une culture de bacilles virgules est mort sans présenter le moindre caractère cholérique, donc ces bacilles n'agisssent ni en désoxydant le sang, ni en produisant des ptomaïnes toxiques ;

4° Si le bacille virgule était très avide d'oxygène, comme le prétendent MM. Nicati et Rietsch, au lieu d'avoir à l'analyse

spectrale du sang les deux bandes d'absorption de l'oxyhémo-
globine que présente le sang de tous les cholériques que nous
avons examinés, nous aurions une seule bande, celle du sang
désoxygéné : donc le sang d'un cholérique n'est pas un sang
asphyxique, mais bien un sang malade.

Toutefois, les expériences de MM. Nicati et Rietsch nous
paraissent intéressantes à un point de vue, c'est qu'elles viennent
confirmer le fait que nous avons eu l'honneur de communiquer à
la Société, le 31 août, à savoir que le bacille virgule peut vivre
pendant onze jours et plus dans l'intestin normal d'un lapin,
malgré la présence de la bile et qu'on ne peut invoquer, comme
contraire à sa pullulation, une différence de température de 2° 1/2
entre l'homme et le lapin, comme cela existe, par exemple, pour
le charbon. Ces observations nous apprennent encore qu'un
milieu alcalin, d'après Nicati et Rietsch, est funeste au microbe
en virgule, tandis que d'après Koch ce serait un milieu acide.

Voulant nous rendre compte de toutes les recherches concernant
le choléra, nous avons tenté d'obtenir le mucor cholérigène. Dans
quelques conditions que nous les ayons placées, nos préparations
se sont constamment desséchées, et, si nos efforts n'ont pu aboutir,
c'est sans doute que nous nous étions préservés des germes en
suspens dans l'air.

Nous avons également recherché si, comme le prétend
Morgagni, les symptômes présentés par les cholériques ne
seraient pas attribuables à une phlebo-cardite. Après l'examen
microscopique et histologique de plusieurs cadavres, nous sommes
autorisés à rejeter cette opinion.

Le résumé général de nos travaux et de nos critiques est donc
que nous pouvons dire « ce que le choléra n'est pas, plutôt que
ce qu'il est. » Nous avons bien signalé l'action toxique du sang
pendant la période algide, mais nous n'avons pu y découvrir
aucun agent spécifique. C'est là cependant que cet agent toxique
nous paraît exercer sa première action.

Il serait également du plus haut intérêt de vous présenter des
conclusions nettes et précises au sujet du mode de propagation
du fléau ; mais, ici encore, nous nous proposerons seulement de
vous présenter des objections relatives aux affirmations qu'on a
formulées sur son mode de propagation par l'eau.

Notre critique portera sur les deux faits allégués par M. Koch,
concernant Calcutta et Pondichéry. M. Koch s'exprime ainsi :
« En même temps que la canalisation, on a commencé à Calcutta
la construction d'un aqueduc ; l'eau de l'Hoogly est prise à
" plusieurs milles " au-dessus de Calcutta, " bien filtrée et alors
amenée en ville. » L'aqueduc a fonctionné en 1870.

« De 1865 à 1870, aucun effet appréciable sur le ralentissement du choléra ne fut noté, témoignant en faveur du système d'égoût qui fonctionnait ; mais, aussitôt que l'aqueduc eut fonctionné, le choléra tomba, et c'est à peine si depuis ce temps il arrive au tiers des cas qu'il atteignait auparavant, alors qu'en 1870, avec les importants et complets travaux d'assainissement et de canalisation qui avaient été faits avant l'aqueduc, on n'avait constaté aucune diminution dans le nombre des cas de choléra... »

En parlant de Pondichéry, il s'exprime ainsi : « Auparavant, le choléra y arrivait souvent et fort. Depuis un certain nombre d'années, des puits artésiens y ont été forés et, depuis cette époque le choléra a disparu.

« Dans l'avant dernière année, le bruit avait couru tout à coup que Pondichéry avait perdu cette bienfaisante immunité : le choléra y avait de nouveau fait son apparition. Je m'enquis de la vérité de ce fait auprès du D' Furnel, de Madras, qui était très au courant de cette question, et avait de fréquents rapports avec Pondichéry et son opinion fut que quelques cas s'étaient bien montrés de ci de là dans la ville, précisément là où n'existaient pas de puits artésiens. »

Nous craignons que M. Koch, en savant de bonne foi, n'ait été victime de son honnêteté même, en s'en rapportant avec trop de confiance aux assertions officielles ou officieuses des autorités anglaises qui l'ont évidemment induit en erreur.

Les Anglais qui sont en partie protégés par leur climat contre l'influence du choléra ; les Anglais dont l'aristocratie forme une classe à part et qui savent bien qu'avec de l'hygiène et du confort (lorsqu'on peut en avoir), on se préserve du choléra, comme de la fièvre intermittente, consentiraient " sans douleur " à ce que l'univers entier jouisse des bienfaits du choléra endémique, pourvu qu'on lève tout obstacle à l'écoulement de leurs produits.

Cette pensée élevée à la hauteur d'un système économique leur a fait licencier le Conseil sanitaire d'Alexandrie, en 1883 ; leur a fait déclarer que le choléra d'Egypte de l'année dernière, qui n'y a pas fait moins de 50.000 victimes, était une épidémie locale sans importance.

C'est la même pensée qui leur a fait répandre et accréditer la croyance, que le choléra a aujourd'hui disparu de Calcutta, Madras, Pondichéry, Bombay ; en un mot, de tous les grands ports dont les exportations peuvent intéresser leur industrie, et qui depuis un an leur a fait entreprendre en Europe, la campagne contre les quarantaines.

Si les faits allégués par le savant allemand étaient exacts, les puits artésiens de Pondichéry et l'aqueduc de Calcutta, seraient nous l'avouons, des arguments d'une très grande valeur.

Votre Commission a fait une enquête auprès de diverses personnes, telles que : deux missionnaires qui avaient habité Pondichéry, l'un, pendant six ans, l'autre pendant trois ans ; auprès d'un docteur qui vient de passer cinq ans en station dans les mers de Chine ; auprès d'un amiral qui y a passé une partie de sa vie, et enfin auprès du général Ferrier, qui a été 20 ans maire de Pondichéry, qui y a laissé de nombreux amis et une partie de sa famille et, qui a rempli les fonctions de gouverneur à Chandernagor, de 1875-1877. Tous les renseignements recueillis ont été absolument concordants.

Nous mettons sous vos yeux le plan de Calcutta avec son aqueduc qui est l'argument le plus sérieux à l'appui de la doctrine de M. Koch. Vous pouvez voir que cet aqueduc prend les eaux de l'Hoogly, non à plusieurs milles au-dessus de la ville, mais juste au nord et à la limite de la ville européenne ; au-dessus de lui, en amont de l'Hoogly, se trouvent d'immenses faubourgs indigènes, plus haut, les grandes villes de Barakpoor, de Sampoor achetées par les anglais aux danois, de Chandernagor, Chiasura, Hoogly, etc.

Cet aqueduc divise Calcutta et forme une île qui constitue le quartier européen et dans laquelle se trouve le fort Williams. Le reste constitue les immenses faubourgs, la ville indigène, sale, humide, marécageuse même où grouille dans des cases une population nombreuse et misérable.

Or, toujours et partout dans l'Extrême-Orient, les Européens dont l'hygiène est meilleure et la résistance vitale plus grande ont été relativement aux indigènes, extrêmement épargnés ; ceux-ci, au contraire, très sales, couchant sur un sol humide avec une natte pour matelas, mangeant du riz froid, du cambou froid et fermenté, buvant du suc de coco (calon) frais ou fermenté, sortant le matin à jeun, se plaçant, en un mot, dans les meilleures conditions de réceptivité ont été toujours les victimes prédestinés du choléra.

La ville européenne, au contraire, pour l'assainissement de laquelle rien n'a été négligé, ni égouts, ni canaux, ni larges voies, ni maisons confortables, etc., a vu le nombre des décès diminuer encore dans une assez grande proportion.

La même différence entre les deux populations existe partout dans l'Extrême Orient. Là où la ville blanche et la ville indigène reçoivent la même eau comme là où elles reçoivent des eaux différentes. Mais cet aqueduc a-t-il réellement donné l'immunité à la ville européenne de Calcutta ? Ce canal alimente cette ville depuis 1870.

Or, de 1875 à 1877, M. Ferrier, gouverneur à Chandernagor, qui avait des rapports constants avec Calcutta qui n'en est séparé que par une heure de chemin de fer, nous a affirmé que le choléra y sévissait absolument comme les autres années et qu'il y avait, au point de vue de la mortalité, entre la ville européenne et la ville indigène, la même différence qu'ailleurs.

Depuis 1877, nous n'avons pas pu avoir de renseignements précis sur Calcutta.

Mais comment cet aqueduc aurait-il pu donner l'immunité à la ville ?

Ce plan vous montre les faubourgs situés le long de l'Hoogly en amont de la prise du canal. Plus haut sont les grandes villes dont nous avons parlé qui ne sont pas très éloignées de Calcutta et qui représentent plusieurs millions d'habitants, dont les déjections de toute nature, les débris de végétaux, cadavres d'animaux, sont nécessairement charriés par le fleuve, passent devant Calcutta et dans son canal bienfaiteur.

M. Koch dit bien que cet aqueduc ne reçoit que l'eau « bien filtrée ! » Mais comment un mirographe peut-il admettre la possibilité de filtrer l'eau d'un aqueduc qui débite plusieurs mètres cubes à la seconde ! même quand l'autorité anglaise lui en donne l'assurance ? C'est tout au plus si l'on peut empêcher les chiens morts de passer ! Mais un microbe virgule qui traverse plusieurs filtres en papier — M. Koch le sait bien — comment l'empêcher de passer ? Or, dans la ville indigène, à Chandernagor et dans toutes les autres villes, qui bordent l'Hoogly, le choléra sévit absolument comme par le passé, tout comme à Calcutta.

La preuve élémentaire manquait, d'ailleurs, à l'assertion de M. Koch ; il aurait dû trouver le bacille virgule dans les mares où s'abreuvent les indigènes et constater son absence dans l'eau de l'aqueduc. M. Koch a préféré s'en rapporter aux déclarations du gouverneur de Calcutta, en quoi il a eu tort. Il a eu tort également de s'en être tenu au rapport de M. Furnell, de Madras, pour juger l'état sanitaire de Pondichéry.

Pour les anglais, c'est aujourd'hui démontré, le choléra n'existe plus dès l'instant que l'aristocratie et les grands industriels n'en meurent pas.

Or, si M. Koch s'était rendu à Pondichéry, il aurait évité de dire cette erreur qu'il avait suffi d'y forer quelques puits artésiens pour y faire disparaître le choléra.

Pondichéry reçoit depuis fort longtemps de l'eau du puits de Montrepaléon ; c'est la meilleure eau du golfe de Bengale ; les navires anglais, eux-mêmes, viennent s'y approvisionner. Cette

eau est distribuée à profusion par une fontaine située dans la
ville européenne, sur la place du Gouvernement ; des fontaines
plus nombreuses et de la même eau sont disséminées dans la
ville indigène.

Un premier puits artésien a été foré dans la fabrique « la
Savana » de M. Cornet par M. Charles Poulain, en 1875, à Nellitope,
faubourg de Pondichéry ; un second, également à Nellitope,
dans le jardin d'acclimatation, et quelques autres on été creusés
dans le même quartier, Or, toujours le choléra a sévi à Pondichéry avec une intensité différente dans les deux villes, bien
qu'elles boivent la même eau, et d'après une lettre de son beau-
frère datée du 6 août 1884, M. Ferrier apprend que le choléra
sévit cette année à Pondichéry avec plus d'intensité que les
années précédentes, et que c'est précisément le faubourg de
Nellitope où se trouvent les puits artésiens, qui est particulièrement frappé.

Tels sont, Messieurs, les résultats de l'enquête à laquelle
s'est livrée votre Commission sur les faits que M. Koch regarde
et donne comme la preuve expérimentale et au grand jour de la
vérité de sa doctrine.

III

Recherches scientifiques de MM. Maurin et Lange

Dès le début de leurs travaux, MM. Maurin et Lange
eurent pour objectif la recherche du principe cholérigène
et l'étude de son évolution. Les résultats acquis par ces
expérimentateurs ont-ils un caractère de précision définitive ?... Il ne nous appartient pas de l'apprécier ici,
puisque nous voulons dans ce chapitre, pour des raisons
de haute convenance, borner notre rôle à celui de simple
narrateur.

En tout cas, voici l'exposé de la théorie de MM. Maurin et
Lange, exposé qui nous a été communiqué par M. le docteur S. E. Maurin.

Le point de départ de nos recherches a été ce principe clinique : « *Le Choléra n'est pas immédiatement contagieux, donc
l'organisme de sa transmission ne doit se développer qu'après
la mort et d'après les faits signalés surtout par Petenkoffer, sur*

les déjections ». Dès lors il convenait, avant tout, d'examiner les diverses périodes de décomposition des déjections gastriques et alvines des cholériques. Mon collaborateur, M. Lange, et moi, nous nous sommes livrés à cette étude, et, du quatrième au cinquième jour, nous avons vu naître, sur les déjections des cholériques seulement, un microphyte composé d'un mycélium duquel partent des filaments légèrement coniques, terminés par un sporange contenant des spores. C'était un mucor auquel nous avons donné le nom de cholérifère.

Ce mucor, inconnu dans la phytographie indigène, est voisin du mucor racemosus étudié par Pasteur (fermentation acétique) ; il en diffère par sa couleur terre de Sienne, par ses filaments conoïdes, par ses sporanges très délicats.

Lorsque le mucor cholérifère est arrivé à sa maturité, les sporanges se coupent au niveau de l'amincissement des filaments et les spores qui ont un centième de millimètre, se répandent dans l'air et dans les eaux, ou sur le mycélium.

En temps d'épidémie, chacun absorbe des spores de mucor cholérifère, et ces spores difficilement digérés, procurent l'état spécial de tension douloureuse du ventre qui est si communément observé par tous les habitants. Mais, si l'estomac, par suite d'une indigestion, directe ou réflexe, contient une humeur acescente ou putride, les spores ne sont plus digérés, germent et produisent, non plus le mucor avec ses organes d'inflorescence, mais des plantes à chaîne.

C'est un phénomène analogue à celui qui se produit lorsque les spores du mucor racemosus trouvent un vin acide, ils se développent en plantes à chaîne (mycoderma).

Or, les plantes à chaîne vivent à la façon des ferments, absorbant de l'oxygène, de l'eau, de la chaleur. Tous les phénomènes du choléra résultent de la fermentation produite par la végétation endodermique du spore du mucor. Il en résulte une altération du sang, à la suite de laquelle les globules ne peuvent plus absorber l'oxygène et en fin de compte, le cholérique meurt d'asphyxie interstitielle par défaut d'hématose.

Ces plantes à chaîne ont été depuis longtemps signalées par Swayne, Budd, Britton, Thomé, Hallier, les médecins de Calcutta. Il a fallu l'obnulation germanique pour nous faire sortir de cette voie et donner au bacille en virgule une toute autre valeur que celle qu'il a.

Dans la fermentation acétique, après que le mycoderma a produit son effet, on voit naître des spirillums.

De même :

Dans la fermentation cholérique, après que les plantes à chaînes ont produit leur effet, on voit naître le bacille en cône ou vibrion virgule de Paccini.

Ces bacilles apparaissent toutes les fois qu'une fermentation, en lieu clos, s'est développée. C'est pourquoi on les retrouve dans la pyoémie, la septicémie, la puerpuralité, la tuberculose, et dans tous les cas, ces bacilles absorbent quantité d'oxygène pour vivre et secrètent des sepsines qui, lorsqu'elles sont absorbées donnent lieu à des phénomènes typhoïdes.

Voilà pourquoi on ne trouve pas de bacilles dans le choléra rapide, ou on en trouve d'autant plus que le choléra parcourt plus lentement ses périodes, et, à la période de réaction, dès que l'absorption peut avoir lieu, on observe d'autant plus de phénomènes typhoïdes que le choléra a été plus lent dans son évolution.

Tels sont les principes sommaires de notre doctrine.

Au point de vue du traitement, elle démontre que le choléra est toujours curable au début. Il s'agit d'arrêter la fermentation d'abord, la germination ensuite, et on peut y arriver par de nombreux agents thérapeutiques divers ; mais lorsque la fermentation a épuisé l'eau et le chlorure de sodium du sérum et que l'oxygène de l'hématoglobine a détruit les conditions de milieu dans lesquelles l'hématose peut se produire, il n'y a plus aucun remède réel.

Au point de vue prophylactique, nos expériences nous ont amené à considérer l'iode comme le plus sûr élément à opposer à la végétation du mucor cholérifère ; 1/100 de teinture d'iode suffit pour enrayer les cultures, 1/1000 pour arrêter les plantes en cours de végétation.

L'acide phénique, l'acide salicylique, les acides forts, le bichlorure de mercure, le chlorure de zinc, l'essence de térébenthine sont sans influence sur le microphyte, qui nous donne un nouvel exemple de la puissance de vitalité des champignons inférieurs, causes de si nombreuses affections dans les deux règnes organiques.

IV

Recherches scientifiques de MM. Nicati et Rietsch, et de M. Berthet.

Les résultats des expériences de MM. Nicati et Rietsch ont été publiées par la *Semaine Médicale* (Numéros 38 et 41, 2me série) en deux articles : le premier sous forme de

lettre et le second sous la rubrique de « Clinique Médicale ».
Nous les reproduisons textuellement :

1° — *Sur l'inoculation du bacille virgule du choléra*

Laboratoire du Pharo, à Marseille,
le 15 septembre 1884.

Monsieur le rédacteur en chef de la *Semaine Médicale*.

Ce n'est pas un mémoire que nous vous adressons, ainsi que vous avez bien voulu l'annoncer dans votre dernier numéro, mais une simple causerie à propos du fait suivant :

Lorsqu'on injecte dans le duodénum du chien, après ligature du canal cholédoque (1), le contenu intestinal d'un homme mort du choléra, ou bien une culture artificielle de bacilles virgules, ces animaux meurent après un ou quelques jours, et leur intestin, comme celui du cholérique mort après peu d'heures de maladie, est gorgé d'une purée laiteuse extraordinairement riche en cellules épithéliales. Les virgules y foisonnent comme chez les cholériques, après que la matière a séjourné à l'air humide pendant un temps variable avec la température.

Les mêmes lésions peuvent être obtenues chez le cobaye par la seule injection dans le duodénum sans ligature du cholédoque, et même par l'introduction dans l'estomac, à l'aide de la sonde, d'une quantité massive de matière virulente.

Les symptômes constatés pendant la vie sont de la diarrhée, des vomissements (chien seulement), de la cyanose avec abaissement de température ; nous avons eu l'occasion de constater sur un chien une augmentation de température après la mort.

Le sang examiné ne présente pas plus que chez les cholériques algides de tendance à la déformation crénelée des globules, mais, au contraire, à de la déformation par compression réciproque, fait observé aussi dans les asphyxiés par compression mécanique.

Nous sommes partis de l'idée que, si une inoculation était im-

(1) La ligature seule du canal cholédoque ne tue point ces animaux aussi rapidement, ainsi que l'ont établi déjà les travaux de O. Wyss, de Leyden, de Heinrich Meyer, de Wickham Legg, de von Vittich et les travaux de MM. Charcot et Gombaud et de M. Chambard. Les chats ont survécu de un à dix-neuf jours, les cobayes de trois à vingt-huit jours ; ces animaux se remettent rapidement à manger et reprennent leur vigueur ; quelques jours après, ils commencent à maigrir et meurent après avoir perdu une notable quantité de leur poids. (*Archives de physiologie*, 1877, p. 718 et suiv.)

possible, elle ne pouvait le devenir que par l'élimination des sucs capables de diriger le ferment, et notre premier soin a été, dès que nous avons été maîtres des procédés de culture, d'étudier l'action de ces divers sucs.

Le suc gastrique, ainsi que l'avait indiqué Koch, s'est trouvé très actif comme agent de destruction ; le suc pancréatique est resté au contraire sans action ; la bile ne paraissait pas avoir plus d'effet sur le bacille virgule en la mélangeant à du bouillon contaminé, mais d'autres faits semblaient indiquer ici une action différente sur l'intestin vivant. En effet, l'examen des selles nous avait fourni plusieurs échantillons où les virgules foisonnaient avec une abondance très grande et où l'acide nitrique ne décelait presque pas de trace de bile. Enfin, l'autopsie des cas foudroyants nous avait montré la lésion cholérique s'étendant jusqu'au pylore, et trouvant même dans la région supérieure le maximum de son intensité. Le duodénum était aussi injecté que l'iléum et tout aussi gorgé de la purée laiteuse caractéristique. Il y avait absence totale de coloration biliaire et l'orifice du cholédoque était rempli, lui aussi, de la purée blanche.

Tout cela ne pouvait que nous engager à chercher dans le duodénum même le point faible où tenter une inoculation. Nos expériences, quoique déjà nombreuses (plus de vingt), sont loin d'être terminées et les hypothèses, les problèmes qui se posent en suscitent sans cesse de nouvelles ; aussi, nous bornons-nous, pour aujourd'hui, à cette lettre destinée à vous indiquer seulement les premiers pas dans une voie que nous avons tout lieu de croire fertile en résultats.

Nous ne saurions terminer sans signaler aux chercheurs une cause d'erreur. Il existe dans les selles de l'homme et des animaux, mais surtout dans les selles du cochon, un bacille incurvé que l'on retrouve aussi dans l'atmosphère, et que l'on peut aisément confondre avec la virgule, ainsi que cela nous est arrivé au début. Ses colonies sont également transparentes et peu réfringentes et la principale différence est dans le plus ou moins de bosselé des contours : les colonies de virgules ont les bords finement granuleux, les colonies de l'autre ont les bords bosselés. Le bacille lui-même est notablement plus grand, moins courbe, et souvent comme brisé en son milieu par suite du sectionnement. Il ne foisonne pas, du reste, dans le linge humide.

Veuillez agréer, etc.

Dʳ NICATI.   RIETSCH.

3 — *Lésions hépatiques et dissolution de l'hémoglobine chez les cholériques*

Les expériences que nous poursuivons avec M. Rietsch et dont vous avez bien voulu être les témoins, ont naturellement porté notre attention sur les lésions hépatiques. Voici ce que nous avons trouvé : la vésicule biliaire est notée comme étant augmentée de volume dans presque toutes nos autopsies. Les auteurs ont déjà constaté le fait.

Une fois (c'était une femme morte dix jours après son entrée à l'hôpital en pleine réaction), il y avait, outre une dilatation excessive de la vésicule biliaire, de la cirrhose, une vraie cirrhose hypertrophique de toute une partie du foie, et dans cette partie un abcès. Nous avions noté tout cela, sans y attacher plus d'importance.

Depuis nos récentes expériences sur la ligature du cholédoque, nous avons toujours trouvé la vésicule biliaire distendue, les conduits cystique, cholédoque, hépatique, également distendus et un seul point rétréci, le point où le cholédoque traverse la muqueuse intestinale.

Ce fait était frappant dans l'autopsie du nommé André, venu à l'hôpital le 16 du mois courant, et qui, après avoir montré tout le cortège des symptômes de l'algidité, entrait bientôt en réaction et présentait cet ictère que l'expérience antérieure de M. le docteur Trastour faisait prendre pour un symptôme favorable. Le malade présentait ces selles chargées de sang que vous avez notées maintes fois dans la période de réaction, de l'épistaxis pendant les trois jours qui ont précédé la mort et, sur la fin, du coma. A l'autopsie, nous avons trouvé le contenu intestinal dépourvu de coloration biliaire, des ecchymoses non-seulement dans l'intestin grêle, dans le gros intestin, mais aussi dans l'estomac, et là en grand nombre. La vésicule biliaire s'est trouvée distendue au point de mesurer 15 centimètres de longueur, dépassant le rebord du foie de 4 centimètres, et contenant 130 grammes d'un liquide incolore. Les conduits cystique, hépatique, cholédoque, étaient également distendus ; un rétrécissement siégeait au point où le cholédoque traverse la muqueuse duodénale, et il a fallu une pression notable exercée sur la vésicule pour amener l'issue du liquide.

En ce moment, nous avons devant les yeux le cadavre d'un homme entré dans le service de M. le docteur Trastour le 18 de ce mois, le nommé Taglia, passé bientôt en réaction et présentant alors les phénomènes dits typhoïdes qui ne l'ont pas quitté jusqu'au moment de sa mort : la face, les conjonctives étaient injectées ; il y a eu de bonne heure du délire, puis, dès le 26 et jusqu'à la fin, du coma. Il n'a pas présenté d'ictère. Voyez sa vésicule biliaire, comme elle est distendue, elle dépasse de plusieurs centimètres le bord du foie (longueur : 0,10 ; contenu incolore : 110 grammes) (1).

Cette distension des conduits biliaires, nous l'avons constatée même chez les individus morts en algidité ; chez ces derniers, elle est de beaucoup moins prononcée, et la bile est alors noire, épaisse. Les auteurs ont noté à plusieurs reprises l'occlusion du cholédoque par la présence d'un « bouchon muqueux ».

Nous constatons, en outre, un écartement marqué des travées cellulaires dans l'intérieur du lobule, et très souvent l'absence de coloration biliaire dans l'intestin.

Sur les individus morts dans la période de réaction, nous avons constaté dans le sang de la veine cave la présence d'aiguilles cristallines. Le foie frais a présenté à la coupe une abondance de gouttelettes graisseuses et d'agglomérations cristallines. L'analyse a fait constater une diminution considérable dans le contenu du foie en glycogène, fait indiqué antérieurement.

Les auteurs signalent, d'autre part, l'abondance de l'urée dans le sang, et sa diminution dans l'urine (Chalvet). Or, l'on constate après la ligature du cholédoque sur les animaux, d'après W. Legg et Vittich, la même absence de la matière glycogène ; Frerichs signale le fait également dans l'ictère grave, et, avec lui, la présence de cristaux incolores de leucine et de tyrosine dans le foie et dans le sang, en même temps que l'urée diminue dans les urines.

Nous avons prononcé le mot d'ictère grave. Réellement, la période de réaction du choléra n'est pas sans présenter avec cette affection des analogies : hémorrhagies multiples, délire, coma, état cérébral, en somme, qui n'est point proportionné avec l'élévation faible de la température ; et, enfin, l'ictère que vous avez noté plusieurs fois dans cette épidémie.

L'examen du foie a, semble-t-il, attiré assez peu l'attention des auteurs ; on a noté l'effacement des contours des lobules ; ce fait, nous l'avons constaté très régulièrement. Nous avons vu davantage : le nommé André, mort en réaction, avait un foie diminué de volume et de poids ; il pesait 1,850 gr. en y comptant les 130 gr. de liquide biliaire, soit à peu près 1,700 gr., ce qui, pour sa taille moyenne, et un poids d'au moins 65 kilos, soit 1/41, du poids du corps, est un chiffre inférieur au chiffre de 1/28, indiqué

---

(1) L'examen détaillé de ce foie a montré, outre la dilatation énorme de la vésicule biliaire, une dilatation non moins considérable des canaux cholédoque, hépatique, et de leurs ramifications dans le foie. Le conduit cystique s'est trouvé obturé.

pa⁻ Frerichs comme chiffre normal. Il en est de même pour Taglia dont vous avez vu l'autopsie : le poids de son foie est de 1,575 gr. pour un corps plus grand que le précédent.

Le premier de ces foies se présente à la coupe fortement jaune, les lobules y sont effacés et nous y avons vu des cellules graisseuses et des agglomérations cristaelines incolores.

Le foie de cette femme dont nous vous parlions au début, présentait une vraie cirrhose hypertrophique avec un abcès hépatique. Or, vous savez les relations que l'on a établies entre cette forme de cirrhose et l'occlusion des conduits hépatiques. Nous-même avons eu l'occasion de l'étudier avec notre ami regretté, le docteur Alfred Richaud.

M. le professeur Ch. Robin avait signalé une déformation particulière des globules sanguins. M. Hayen a décrit avec grand soin un état de ramollissement des globules du sang, qui est manifesté par l'absence de la déformation crénelée, par le défaut de toute tendance à l'agglomération en piles, par une déformation enfin irrégulière et comme par compression réciproque. Nous ajoutons la *dissolution de l'hématoglobuline*, et voici comment on la rend manifeste : Quand on traite une goutte de sang par le violet d'aniline, le serum albumineux se colore et les globules restent généralement incolores : mais quand auparavant on a fixé les globules à l'acide osmique en solution au centième, le serum peut rester incolore et toujours les globules sont fortement colorés. Or, dans le choléra, pendant la période algide, on trouve toujours un certain nombre de globules dépouillés d'hémoglobine, ce sont de vrais squelettes de globules, à peine reconnaissables à une enveloppe irrégulièrement plissée. Parfois, ils sont rendus plus manifestes par la présence à la périphérie de petits points qu'on pourrait prendre pour des microcoques, mais que la réaction ci-dessus indiquée nous apprend être des gouttelettes d'hémoglobine restées adhérentes.

Enfin, ajoutons à tous ces travaux, ceux effectués par M. le docteur Louis Berthet, envoyé à Marseille par M. le professeur Chauveau, de Lyon, avec mission de rechercher quelles classes d'animaux pourraient contracter expérimentalement le choléra.

Dans une série d'expériences faites au laboratoire de physiologie et au Pharo, M. Berthet, comme du reste, la plupart des autres expérimentateurs, n'a obtenu que des résultats peu démonstratifs.

Tel est l'exposé des recherches expérimentales qui ont été tentées pendant l'épidémie de Marseille. Malgré leurs résultats presque toujours négatifs, nul doute qu'elles soient d'une grande utilité dans l'étude ultérieure du choléra, de ses causes et de ses effets.

Si des découvertes plus importantes n'ont pas suivi ces diverses tentatives, ce ne sont, certes, ni les efforts, ni les sacrifices, ni les volontés qui ont fait défaut. Aussi, tenons-nous à rendre, de plein cœur, un sincère hommage d'admiration à tous ces hommes d'élite que nous avons vus à l'œuvre et qui, dévoués à la science, dans un but purement humanitaire, n'ont pas craint d'exposer si souvent leur vie pour le salut commun.

Ces considérations sur la physionomie générale de l'épidémie cholérique de 1884 terminées, entrons maintenant dans le cœur de notre sujet, et voyons quelles ont été les mesures de prophylaxie employées pour combattre la propagation du fléau, dont la science cherchait si courageusement à pénétrer les mystères.

CHAPITRE TROISIÈME
De la Prophylaxie du Choléra

PROPHYLAXIE PUBLIQUE ET PROPHYLAXIE PRIVÉE

La prophylaxie du choléra se divise, comme la prophylaxie de toutes les maladies contagieuses, en prophylaxie publique et prophylaxie individuelle ou privée.

I. — Prophylaxie Publique.

La prophylaxie publique du choléra comprend les divers moyens que les gouvernements ou les municipalités mettent en pratique pour préserver les populations de l'invasion du fléau ou pour atténuer les ravages de l'épidémie, quand elle a envahi un Etat ou une localité.

Ces moyens sont multiples, et ont tous été décrits et appréciés avec plus ou moins de détails par les auteurs les plus compétents. Nous ne dirons donc rien de la plupart d'entre eux, des quarantaines, des cordons sanitaires, par exemple, renvoyant pour de plus amples renseignements aux ouvrages spéciaux. Le but que nous nous proposons dans cette étude est plus modeste; il consiste simplement, avons-nous déjà dit, à faire connaître les mesures prophylactiques récemment adoptées à Marseille et à indiquer les quelques perfectionnements dont elles sont susceptibles.

I.

Création de la Commission Sanitaire Municipale et du Comité de Vigilance.

A peine l'épidémie cholérique était-elle signalée à Toulon, que M. Allard, maire de Marseille, dans un esprit de sage prévoyance et eu égard à l'imminence du fléau, nommait, par un arrêté en date du 24 juin 1884, *une Commission Sanitaire Municipale*, composée de MM. Brunet, adjoint au maire; docteur Métaxas, président de la Commission des hospices, conseiller Municipal; docteur Combalat, professeur à l'Ecole de médecine, chirurgien des hôpitaux, médecin des épidémies; Heckel, professeur à la Faculté des sciences et à l'Ecole de médecine, conseiller municipal; Rech, ancien pharmacien et conseiller municipal; docteur Albenois, directeur du Bureau de démographie et de statistique médicales.

Cette commission avait pour but de rechercher toutes les mesures préventives concernant l'assainissement et la désinfection de la ville, et d'en proposer l'application à la municipalité. Elle s'est acquittée de sa mission avec tant d'ardeur et surtout avec une telle compétence, que déjà le système de prophylaxie qu'elle a adopté a, pour ainsi dire, fait école. On n'ignore pas, en effet, que dès les premiers cas de choléra déclarés soit en Italie, soit en Espagne, M. le Syndic de Naples et M. le consul-général de Santander, se sont adressés à M. le Maire de Marseille, et ont prié ce magistrat de leur faire connaître la ligne de conduite suivie dans notre ville, au point de vue de l'hygiène publique. Cet hommage international rendu à notre administration est des plus flatteurs, et nous sommes personnellement heureux d'avoir à le relater ici.

C'est par les soins de la commission sanitaire municipale

que toutes les questions relatives à la voirie : nettoyage des rues, entretien des égouts, emploi des désinfectants, etc., etc., ont été réglées. Chacune de ces questions d'ailleurs, va être, de notre part, l'objet d'une étude spéciale.

En même temps que M. le maire de Marseille créait cette commission municipale, dont les attributions se bornaient au territoire de la cité, M. Cazelles, préfet des Bouches-du Rhône, qui, par sa courageuse attitude pendant toute la durée de l'épidémie, a fait si grand honneur à son double titre d'administrateur et de médecin, instituait auprès de lui *un Comité de vigilance* (28 juin 1884), auquel incombait le soin de préserver les villes non atteintes du département et de les secourir en cas de besoin.

Ce comité, qui n'a pas cessé de fonctionner journellement pendant plus de deux mois et dont les membres se sont rendus à tour de rôle sur tous les points contaminés, était formé de MM. Cazelles, préfet des Bouches-du-Rhône, président; docteur L. Rampal, président du conseil d'hygiène et du comité médical, professeur à l'école de médecine, vice-président; Massat, secrétaire-général de la préfecture; Velten, conseiller-général, président de la Commission départementale; docteur Villard, médecin en chef des hôpitaux, professeur à l'école de médecine, président de l'Association médicale des Bouches-du-Rhône; docteur Queirel, professeur à l'école de médecine, chirurgien en chef des hôpitaux, président de la Société de médecine; docteur Nicolas-Duranty, président de la Société médico-chirurgicale des hôpitaux et professeur à l'école de médecine.

Les nombreux services rendus par ce comité ont été à ce point appréciés, que les départements voisins ont eu plusieurs fois recours à ses lumières et à l'intervention personnelle de ses membres.

Sous l'inspiration du comité de vigilance fut aussi rédigé un exposé « des mesures hygiéniques et préventives, privées et publiques, à prendre en cas d'épidémie cholérique. » Cet exposé que nous reproduisons aux *pièces justificatives n° 1*, adressé aux diverses municipalités de la région, leur a souvent fourni de très utiles renseignements.

II

Création d'un hôpital spécial aux cholériques.

La première et la plus importante mesure de préservation qui ait été prise, fut de créer, dès le début de l'épidémie, un hôpital spécialement affecté aux cholériques indigents.

Le Pharo, ancienne résidence impériale, situé sur une hauteur, au bord de la mer, entouré de jardins vastes et aérés, se prêtait merveilleusement à la circonstance ; on n'hésita pas à en faire choix.

Cette création nouvelle, due à l'initiative de M. le docteur Métaxas, président de la Commission hospitalière, fut des plus heureuses et reçut du corps médical une approbation unanime. Elle a été à ce point efficace que les trois grands hôpitaux de notre ville, l'Hôtel-Dieu, la Conception et la Charité, qui comptent ensemble une population de deux mille personnes environ, n'ont fourni, durant toute l'épidémie, qu'une vingtaine de cas de choléra, dont plusieurs suivis de guérison.

Malheureusement, le public affolé se fit bientôt du Pharo une idée aussi fausse qu'absurde ; « aller au Pharo », à un moment donné, signifiait presque « aller à une mort certaine ».

Dès lors, les cholériques indigents préférèrent mourir

à domicile, faute de soins, dénués de toutes ressources, que d'aller chercher dans cet asile les soins indispensables à leur guérison. Les faits de ce genre ne sont, hélas ! que trop nombreux, et nous avons le regret de les avoir constatés bien souvent nous-même.

Certes, ce n'était point le personnel attaché, à des titres divers, aux différents services du Pharo qui avait pu donner lieu à ce préjugé fatal. Depuis les médecins en chef et les internes jusqu'aux plus humbles infirmiers, tous y rivalisaient de zèle, de courage, d'abnégation, de charité. Ah ! malgré tant d'efforts généreux, la mortalité, au moment des mauvais jours, fut certainement grande au Pharo ; mais que l'on veuille bien ne pas oublier que les premiers cholériques qu'on transporta dans cet établissement, n'y arrivèrent jamais qu'à l'état de moribonds et souvent même de cadavres. Quel funèbre passif, dont elle n'avait aucune responsabilité, dut assumer injustement cette heureuse institution.

En présence de tous ces dévouements et des nombreuses guérisons obtenues, la vérité devait cependant finir par se faire jour. Soit par reconnaissance, soit dans l'intérêt de leurs semblables, les cholériques sortis guéris du Pharo, ne tardèrent pas à proclamer bien haut, dans leurs récits, leurs affirmations et même par la voie de la presse, les soins minutieux et constants qui leur avaient été prodiguée ainsi que la sollicitude sympathique dont on n'avait cessé de les entourer.

Il n'en fallait pas davantage pour provoquer un revirement dans l'opinion publique. C'est, en effet, ce qui arriva, et nous eûmes bientôt la satisfaction de voir les malheureux atteints par le fléau demander, comme une faveur, d'être admis dans cet hôpital, qui, quelques jours auparavant, causait une si terrible épouvante. Vienne désormais à Marseille, ce qu'à Dieu ne plaise, une nouvelle épidémie, et le Pharo, nous le garantissons, n'inspirera plus à notre population mieux avisée cette folle crainte que nous avons eu la douleur de constater en 1884.

Quoi qu'il en soit, la création d'un hôpital spécial, c'est-à-dire l'isolement des cholériques, a été une excellente innovation, qui a donné à tous les points de vue les résultats les plus heureux et les plus démonstratifs.

Disons, enfin, pour compléter nos renseignements, que du 25 juin 1884, date de l'ouverture du Pharo, au 31 octobre de la même année, jour de sa fermeture, il a été admis dans cet établissement 660 malades cholériques. Sur ce nombre, 324 sont sortis guéris, et 336 sont décédés.

III

Bureaux de Secours.

Dès les premiers jours de l'épidémie, une des plus grandes préoccupations de la municipalité et du corps médical fut de créer, dans les divers quartiers de la ville, des bureaux de secours aux cholériques, en vue de leur fournir, sans le moindre retard et à toute heure, soit le jour, soit la nuit, les soins médicaux et pharmaceutiques.

A cet effet, certains locaux disponibles, et notamment les postes des sapeurs-pompiers, furent choisis. Un certain nombre de docteurs en médecine offrirent aussitôt leur concours et constituèrent, en se relevant de trois en trois heures, un roulement de service régulier et continu. Les pharmaciens, de leur côté, joignirent leur action à celle des médecins et s'entendirent entre eux pour laisser, dans chaque quartier et chaque nuit, une officine ouverte à la disposition du public.

Des jeunes gens et des hommes de bonne volonté, appartenant à toutes les classes de la société, se firent, à leur tour, inscrire dans ces bureaux pour assister les médecins dans leurs visites, veiller à l'exécution de leurs ordonnances, frictionner les malades, leur donner, en un mot, tous les soins nécessaires et, même en cas de besoin, aider leur transport à l'hôpital du Pharo.

Nous sommes heureux de trouver ici une occasion favorable de rendre hommage au zèle, au dévouement, à l'intelligence de ces hommes de cœur et de bonne volonté ; la plupart ont accompli des actes que nous n'hésitons pas à qualifier d'admirables. De même, nous ne saurions trop louer la conduite également remarquable des sapeurs-pompiers, ces humbles et vaillants soldats du devoir, qui, à l'exemple de leurs chefs, ont été inébranlables durant l'épidémie comme ils sont braves devant le feu.

Ah ! si l'épidémie cholérique de 1884 a provoqué certaines défaillances, si elle a révélé chez plusieurs une sorte d'affaissement moral, elle a inspiré chez beaucoup d'autres de grands courages et de grands dévouements ! A côté de quelques actes de faiblesse, qu'on ne saurait trop sévèrement blâmer, que d'actes héroïques ont été accomplis, et ceux-là, le plus souvent, dans l'ombre, sans bruit et par pure grandeur d'âme !

Les services rendus par les bureaux de secours, installés dans la ville au nombre d'une dizaine environ, sont incalculables. Pour en donner une idée, disons simplement que le bureau central de l'Hôtel-de-Ville, dont nous avons l'honneur de faire partie, a secouru, du 7 juillet, date de son installation, au 31 août, huit cent dix-huit malades.

Sur ce nombre, il a été constaté 663 cas de choléra et 155 cas de maladies ordinaires. (*Voir notre rapport aux pièces justificatives n° 2*).

Ajoutons enfin que, parmi les hommes inscrits aux divers bureaux de secours, médecins ou volontaires, plusieurs sont tombés au champ d'honneur, mortellement frappés par le fléau, tandis que d'autres, atteints par la maladie, mais que la mort a épargnés, n'ont pas hésité, dès leur rétablissement, à venir reprendre leurs dangeureuses fonctions.

Que les noms des premiers, glorieuses victimes du plus noble dévouement, soient au plus tôt inscrits, en lettres d'or, au martyrologe de ceux qui sacrifièrent leur vie pour le salut des autres !

Au sujet de l'organisation des bureaux de secours, médicaux, organisation qui, malgré de très louables efforts, fut retardée de quelques jours au début de l'épidémie, nous n'hésitons pas à proposer ici quelques modifications relatives à leur nombre, au personnel et au mode de formation.

1° *Nombre des bureaux de secours*. — Au lieu de créer dans les villes un trop grand nombre de bureaux de secours, établis à peu de distance les uns des autres, les uns surchargés de travail et les autres n'ayant à répondre qu'à de rares demandes, il serait préférable, croyons-nous, de les restreindre, mais de les organiser d'une manière plus parfaite. Dans les grandes villes de la France, sauf Paris, cinq bureaux suffiraient en temps d'épidémie, et devraient être disposés l'un au centre, c'est-à-dire à la portée des quartiers les plus populeux, et les autres aux points extrêmes, pouvant à la fois desservir les quartiers intérieurs et les faubourgs. Pour Marseille, nous indiquerions de préférence, comme positions à choisir : l'Hôtel-de-Ville, la porte d'Aix, la plaine St-Michel, la place Castellane et le boulevard de la Corderie. Ces cinq bureaux bien organisés, fonctionnant chacun avec régularité, seraient, d'après l'expérience faite, plus que suffisants pour répondre à tous les besoins.

En résumé, nous proposons de gagner en bonne organisation effective ce qu'on perdrait en nombre.

2° *Personnel des bureaux de secours.* — Le personnel des bureaux de secours comprend les médecins et les volontaires. Les uns et les autres doivent êtres assez nombreux pour répondre sans retard à toute réquisition.

La durée des gardes étant, en moyenne, de deux heures le jour et de trois ou quatre heures la nuit, deux médecins et quatre volontaires, opérant simultanément, constitueraient, ce nous semble, un roulement convenable, sauf dans les moments exceptionnellement graves. Du reste, des médecins et des volontaires adjoints pourraient être inscrits d'avance et convoqués en cas de nécessité, pour porter le nombre des médecins à trois ou quatre et celui des volontaires à six ou huit.

Le système adopté par MM. les pharmaciens consistant à se concerter entre eux et à laisser toutes les nuits, à tour de rôle et dans chaque quartier, une officine ouverte à la disposition du public, nous paraît tout à fait satisfaisant et n'exige aucune modification.

Les membres des bureaux de secours, à quelque titre qu'ils y appartiennent, doivent tous donner gratuitement leurs services. Aussi, ne voulons-nous aucune pression, aucune influence, ni administrative, ni politique, pour constituer ces établissements ; il faut que chacun soit libre selon ses aptitudes, ses dispositions, sa santé, d'en faire ou non partie. Il y a de ces fonctions qui, pour être accomplies comme elles méritent de l'être, ne s'imposent pas et ne peuvent avoir d'autres mobiles que le bon vouloir, le désinteréssement et l'amour du bien public.

3° *Du mode de formation des bureaux de secours.* — Pour obvier aux lenteurs inévitables qui se produisent au début de toutes les épidémies dans l'installation des bureaux de secours, il serait à souhaiter que, tous les locaux étant préalablement désignés, les cadres du personnel de ces bureaux (médecins et volontaires) fussent dressés d'une manière permanente. De cette façon on pourrait, à la première alerte, les constituer du jour au lendemain ; ce serait une sorte de mobilisation.

Dans ce but, nous proposons de ne placer le service médical de ces bureaux que sous la dépendance et la direction exclusive de médecins ; c'est là une question de dignité professionnelle qui s'impose. Par conséquent, il faudrait que toutes les associations médicales d'une même ville (ainsi pour Marseille, la Société Nationale de Médecine, le Comité Médical, l'Ecole de Médecine, la Société médico-chirurgicale des hôpitaux, l'Association médicale, le Conseil d'hygiène, le corps médical des bureaux de bienfaisance et des sociétés de secours mutuels) nommassent chacune un délégué. Ces délégués réunis formeraient ensemble une commission, qui prendrait le nom de " Commission permanente des bureaux de secours " et aurait dans ses attributions : la formation, le roulement, la surveillance et la responsabilité de ces bureaux.

Toutes ces conditions ainsi prévues et réglées, on saurait enfin à qui appartient définitivement le soin de la création et de la direction de ces établissements humanitaires ; il n'y aurait plus dès lors d'hésitation ni de méprise possibles, plus d'amour-propre froissé, plus aucune atteinte à la dignité professionnelle. Nul doute aussi que le corps médical, une fois affranchi de toute intervention étrangère, ne dépendant plus que de lui-même, ne fût mieux encore que par le passé, si c'est possible, à la hauteur de la difficile mission qui lui incombe.

Quant au choix et à la direction des volontaires de ces mêmes bureaux, une commission nommée par la municipalité pourrait en avoir la charge spéciale. Pour eux, comme pour les médecins, nous l'avons dit, les cadres devraient être dressés d'une manière constante, afin que leur roulement de service pût être mis en activité aussitôt que besoin et de concert avec le service médical.

Nous n'avons aucune objection à opposer au choix des postes de sapeurs-pompiers comme locaux des bureaux de secours. L'expérience a démontré, au contraire, que les installations faites dans ces corps de garde, quand ils sont suffisamment spacieux, ne présentent que des avantages.

Une économie à réaliser serait peut-être d'attacher en permanence une voiture au service de chaque bureau pour les visites à domicile, au lieu de procéder, comme on l'a fait jusqu'à présent, par voie de réquisition. Cette mesure serait surtout avantageuse, non pas au début ni à la fin des épidémies, mais à la période grave, c'est-à-dire lorsque les demandes de secours se succèdent presque sans interruption.

Enfin, s'il nous a paru indispensable de placer le service médical des bureaux de secours sous la direction immédiate et exclusive d'une commission composée de médecins, nous ne saurions, de même, trop demander que la présidence administrative de ces bureaux continue à être confiée aux édiles municipaux. Ce sont eux, en effet, mieux que personne, qui sont à même de résoudre les questions ou les difficultés d'ordre intérieur qui peuvent se présenter.

De telles dispositions, une fois arrêtées et mises en pratique, donneraient, en cas de besoin, nous en avons la certitude, une impulsion nouvelle aux bureaux de secours. Ces institutions si essentiellement humanitaires, qui, dans les grands centres de population, constituent un des moyens prophylactiques les plus actifs et les plus nécessaires, sont appelées, en temps d'épidémie, qu'on ne le perde pas de vue, à rendre d'immenses services. Par suite, leur organisation sur des bases fixes, bien déterminées, est, surtout pour les classes indigentes, d'une importance capitale.

IV

Distribution gratuite au public d'instructions populaires, relatives à la prophylaxie du choléra.

Dans sa séance du 7 juillet, la Commission sanitaire municipale, en vue de propager dans le public les principes élémentaires de prophylaxie, résolut de faire imprimer et distribuer à la population une instruction populaire contenant les précautions à prendre contre le choléra.

Cette instruction, aussitôt rédigée, fut répandue gratuitement dans le public à un grand nombre d'exemplaires. Elle avait pour titre : « Instruction populaire sur les précautions d'hygiène privée, à prendre en temps d'épidémie de choléra », et était divisée en deux parties : la première consacrée aux précautions à prendre à l'état de santé et la seconde aux soins indispensables en cas de maladie.

Nous la reproduisons textuellement :

INSTRUCTION POPULAIRE SUR LES PRÉCAUTIONS D'HYGIÈNE PRIVÉE À PRENDRE EN CAS D'ÉPIDÉMIE DE CHOLÉRA

HYGIÈNE INDIVIDUELLE

1° Précautions à prendre à l'état de santé. — On n'oubliera pas que, même dans les grandes épidémies, les personnes atteintes ne sont que l'exception, et que la maladie guérit souvent. Ceux qui ont peur résistent moins que les autres ; il faut donc s'efforcer de conserver le calme de l'esprit.

On évitera les fatigues exagérées, les excès de travail et de plaisir, les veilles prolongées, les bains froids et de trop longue durée, en un mot, toutes les causes d'épuisement.

Le refroidissement du corps, surtout pendant le sommeil, par les fenêtres ouvertes, les vêtements trop légers, le soir, après une journée très chaude, l'ingestion de grandes quantités d'eau froide sont particulièrement dangereux en temps de choléra.

On doit éviter tout écart de régime et toute indigestion.

L'usage d'une eau de mauvaise qualité est une des causes les plus communes du choléra. L'eau des puits, des rivières, des petits cours d'eau, est souvent souillée par les infiltrations du sol, des latrines, des égouts, par les résidus de fabriques. Quand on n'est pas sûr de la bonne qualité de l'eau servant aux boissons ou à la cuisine, il est prudent d'en faire bouillir chaque jour plusieurs litres pour la consommation du lendemain, l'ébullition donnant une sécurité complète. L'on peut encore faire infuser dans l'eau bouillante une petite quantité de thé, de houblon, de centaurée, etc., et boire ces infusions mélangées au vin.

Les eaux de sources *naturelles* dites « eaux de table » rendent dans ces cas de grands services ; mais elles doivent être surveillées, car elles sont parfois fabriquées de toutes pièces, aux lieux de vente, avec de l'eau de médiocre qualité.

Les boulangers fabriquent souvent le pain avec l'eau des puits placés dans les cours des maisons; le voisinage des fosses de latrines souille fréquemment cette eau.

Il faut renoncer complètement à se servir des puits en temps de choléra.

Il n'y a aucun inconvénient à faire un usage modéré de fruits biens mûrs et de bonne qualité ; on doit toujours les peler et, mieux encore, les manger cuits.

Cette recommandation s'applique surtout aux légumes ; autant que possible il faut les faire cuire ; les salades, les radis, les produits maraîchers, pourraient, à la rigueur, retenir quelques germes dangereux répandus à la surface du sol.

Dans toutes les épidémies de choléra, on a reconnu que les excès de boissons et l'intempérance favorisaient au plus haut point les attaques de la maladie. Certaines personnes croient se préserver du choléra en buvant une quantité inaccoutumée d'eau-de-vie et de liqueurs alcooliques ; rien n'est plus dangereux : il faut donc en faire un usage très réservé en temps d'épidémie.

2° Précautions à prendre en cas de maladie. — Le moindre trouble digestif peut être le prélude d'une attaque de choléra ; il ne faut jamais le négliger, et appeler immédiatement le médecin. Une attaque peut être prévenue ou arrêtée par un traitement rapide.

C'est le plus souvent par les matières de vomissements et les selles que le choléra se propage ; ces matières ne sont pas beaucoup moins dangereuses dans les attaques les plus légères que dans les cas les plus graves. Il faut donc les désinfecter et les faire disparaître le plus tôt possible de la chambre des malades.

On peut empoisonner toutes les latrines d'une maison en y jetant ces matières non désinfectées.

Pour procéder à la désinfection de ces matières, il faut employer :

Ou bien un grand verre de la solution suivante de couleur bleue :

Sulfate de cuivre du commerce (1).......... 50 gr.
Eau simple.. .... 1 litre

Ou bien une petite tasse à café de chlorure de chaux en poudre (environ 80 grammes).

Quelle que soit la saison, il faut établir une ventilation continue dans la chambre cholérique, même pendant la nuit, par l'ouverture permanente d'une imposte ou d'un carreau mobile. Le refroidissement, qu'on peut d'ailleurs éviter en chauffant ou en couvrant le lit, est beaucoup moins à craindre que la corruption de l'air.

Il est préférable de déposer par avance le désinfectant au fond du vase destiné à recevoir les déjections.

L'acide phénique, le sulfate de fer, etc., excellents dans d'autres circonstances, seraient ici insuffisants ou inefficaces.

Les linges de corps ou de literie souillés par les déjections, doivent être plongés, avant de sortir de la chambre, dans un baquet contenant 20 litres d'eau auxquels on mêlera :

Ou bien 4 litres de la liqueur bleue ;

Ou bien deux tasses à café (150 ou 200 grammes) de chlorure de chaux sec qu'on noue dans un sac en toile ;

On les retirera du baquet, en les tordant, au bout d'une demi-heure d'immersion dans ce liquide, qu'il suffit de renouveler tous les jours. Mais il faut remettre le linge, humide encore, au blanchisseur, qui le rincera immédiatement dans l'eau bouillante avant de le soumettre à la lessive commune.

Les pièces de vêtements susceptibles d'être lavées, sont soumises au même traitement. Les pièces en drap et en tissus de laine seront envoyées, avec la literie, à l'étuve dont il sera parlé plus loin.

On peut toutefois les désinfecter au soufre, de la manière suivante : on les suspend dans un cabinet vide dont toutes les ouvertures seront bien closes ; on asperge le sol avec un peu d'eau, pour rendre l'air humide, et l'on y fait brûler 30 grammes de soufre par mètre cube de l'espace ; le soufre sera placé dans

---

(1) Le sulfate de cuivre en cristaux, ou couperose bleue, coûte environ 1 franc; le chlorure de chaux sec environ 60 centimes, et le chlorure de zinc liquide à 45 degrés environ, 1 fr. à 1 fr. 50 le kilogr.

un vase métallique, reposant lui-même au fond d'une cuvette à demi remplie de sable humide ; on se retirera rapidement après avoir allumé le soufre ; le cabinet ne sera ouvert qu'après vingt-quatre heures.

Quand les vêtements sont profondément souillés et de peu de valeur, il est préférable de les brûler.

Les taches ou les souillures sur les planchers, les tapis, devront immédiatement être lavées à l'aide d'un chiffon, soit avec la solution bleue de couperose, soit avec un lait de chlorure de chaux, obtenu en mêlant une cuillerée de chlorure sec à un litre d'eau. Le chiffon sera ensuite brûlé.

Autant que possible, les literies occupées par les malades, devront être garnies de larges feuilles de papier goudronné ou de journaux, pour prévenir la souillure des matelas. Ces papiers seront détruits par le feu.

Les matelas tachés ou souillés devront être humectés à l'aide d'un chiffon ou d'un tampon d'ouate avec la solution bleue étendue de cinq fois son volume d'eau, ou avec la solution de chlorure de chaux (une cuillerée à café de chlorure sec par litre d'eau).

Ces matelas pourront dès lors être enlevés sans danger par des voitures spéciales et désinfectés dans des étuves, soit par la vapeur, soit par l'air chauffé à X 110 degrés environ.

En l'absence d'appareils ou établissements ménagés à cet effet, les matelas devront être étalés sur des chaises dans une chambre close et exposés pendant vingt-quatre heures aux vapeurs résultant de la combustion de 30 grammes au moins de soufre par mètre cube du local (soit 1 kilogramme de soufre pour une chambre longue de 4 mètres, large de 3 mètres, haute de 3 mètres).

Deux fois par jour, dans les maisons où s'est produit un cas de choléra, on versera dans la cuvette des cabinets deux litres de la liqueur bleue, ou deux tasses à café de chlorure de chaux sec délayé dans deux litres d'eau.

Une tasse à café de la liqueur bleue ou de chlorure de zinc liquide à 46 degrés devra être versée chaque soir dans les tuyaux d'évier, les plombs, les conduites des eaux ménagères.

Partout où il sera possible, on établira, sur le trajet des tuyaux de chute, des siphons ou tubes en plomb ou en grès, recourbés en U, afin d'empêcher le reflux des gaz de l'égoût dans l'intérieur des maisons.

Les ordures ménagères et les rebuts de cuisines devront être gardés dans une caisse bien fermée, à couvercle ; chaque jour on répandra à leur surface, soit un demi-verre de la solution de couperose bleue, soit une ou deux cuillerées de chlorure de chaux en poudre. Ces débris seront descendus chaque soir dans une caisse métallique bien close, établie par le propriétaire dans la cour de chaque maison ; on en saupoudrera la surface avec du chlorure de chaux avant la nuit. Chaque matin, cette caisse sera vidée dans les charrettes publiques par les soins des employés de la voirie, qui déposeront une certaine quantité de chlorure de chaux au fond de la caisse vide pour la désinfecter.

Toutes ces indications formulées avec beaucoup de précision et de clarté, ne pouvaient qu'être très utiles; aussi furent-elles accueillies avec empressement dans le public. Nul doute même qu'elles n'aient servi de guide à bon nombre de personnes.

Comme nous tenons à honneur, depuis de longues années déjà, de compter parmi les partisans les plus zélés de la vulgarisation des connaissances prophylactiques, nous approuvons sans réserve l'idée de la commission sanitaire. Mieux les populations connaîtront les principes de l'hygiène et mieux elles arriveront à se préserver des maladies contagieuses.

Voici, du reste, un exemple choisi entre mille, qui indiquera d'une façon précise l'opportunité de la mesure en question.

Le 8 septembre, nous fûmes délégué par l'autorité pour aller visiter le petit hameau de Notre-Dame-de-la-Douane, près Septèmes, qui, sur une population de cent habitants environ, avait eu, la veille, trois décès cholériques à peu près foudroyants. A notre arrivée, nous trouvâmes les habitants du pays, où de nouveaux cas s'étaient déclarés, non seulement plongés dans la plus profonde consternation, mais absolument ignorants, (ignorance que plusieurs d'entre eux déplorèrent devant nous en termes touchants), des premiers soins à donner aux malades et des précautions à prendre en vue d'éviter le développement de l'épidémie. Les linges souillés par les cholériques avaient été déjà lavés aux fontaines publiques et les déjections vidées dans les fosses à fumier contiguës aux maisons. Nous fîmes immédiatement procéder à une désinfection générale, désinfection qui fut ensuite continuée d'une manière très minutieuse par les habitants eux-mêmes, heureux de connaître le mode de procéder. De même, les malades nouvellement atteints reçurent tous les soins désirables et nous eûmes la satisfaction, peu de jours après, de constater que tout danger avait disparu.

Le fait de Notre-Dame-de-la-Douane a été commun, pendant toute la durée de l'épidémie de cette année, à la plupart des localités frappées par le fléau.

Pour obvier désormais à de tels inconvénients, le seul moyen est de vulgariser dans le public les notions élémentaires d'hygiène générale. A une époque où l'instruction est devenue pour ainsi dire le fondement de l'organisation sociale, la base du progrès moderne, qu'on ne dédaigne pas dans les cours d'adultes, dans les écoles d'enfants, de faire de l'hygiène le sujet d'un petit enseignement pratique. Les principes de cette science, comme ceux de l'arithmétique et de la géographie, peuvent, dans le cours de la vie et au point de vue du bien-être général, avoir aussi leur utilité et trouver souvent leur application.

V

Distribution gratuite de Médicaments.

Comme complément de la mesure prophylactique qui précède, la Commission sanitaire municipale décida, au moment où l'épidémie était au plus fort de son intensité, (le 16 juillet), de faire distribuer gratuitement par les bureaux de secours et par les commissariats de police les médicaments de première nécessité.

A cet effet, elle formula une mixture et un liniment qui

prirent la désignation de *flacon n° 1* et *flacon n° 2.* Le premier pour l'usage interne, le second pour l'usage externe.

La formule du flacon n° 1 était :

Laudanum de Sydenham........... ..	3 grammes.
Ether sulfurique	1 »
Alcool de menthe.....	20 »
Sirop de fleurs d'oranger............	20 »

La formule du flacon n° 2 était :

Essence de térébenthine...	200 grammes.
Huile d'olive pure...	200 »

En même temps qu'on délivrait un de ces flacons, on l'accompagnait de l'instruction suivante :

« 1° En cas de diarrhée, imbiber un morceau de sucre de la potion anti-cholérique (flacon n° 1), faire avaler et répéter 2 ou 3 fois à 20 minutes d'intervalle.

« 2° Si les vomissements se produisent, faire prévenir le médecin et, en attendant son arrivée, donner une cuillerée à café de la liqueur dans deux cuillerées à soupe de thé et une cuillerée à café de rhum ou de cognac ; continuer à une demi-heure d'intervalle ; administrer un lavement, avec une seringue pour enfant, contenant 10 gouttes de laudanum et 50 grammes d'eau tiède. Un large cataplasme de farine de lin laudanisé appliqué sur le ventre.

« 3° Si le médecin n'est pas encore là et si les vomissements et la diarrhée se compliquent de crampes et de refroidissement, faire prendre le restant de la potion par cuillerée à café de quart d'heure en quart d'heure. Remplacer le thé alcoolisé par de la glace pilée ou des boissons gazeuses (eau de seltz, limonade, etc.) Frictions énergiques, à sec d'abord, sur les membres, et ensuite avec de l'huile térébenthinée (flacon n° 2). Après cette seconde friction, emmailloter le malade dans des couvertures de laine. »

Ces deux flacons, comme les imprimés qui les accompagnaient, furent distribués en quantité et produisirent peut-être d'excellents effets thérapeutiques.

Quoi qu'il en soit, la délivrance de médicaments gratuits et préparés d'avance est une mesure des plus graves. D'un côté, en effet, elle offre des avantages incontestables, en donnant la faculté aux indigents de se procurer sans retard les premiers remèdes ; mais, d'autre part aussi, elle n'est pas sans présenter de sérieux inconvénients.

Ainsi, par exemple, ne serait-ce pas une erreur de considérer comme inoffensive la petite potion de quarante-quatre grammes (flacon n° 1), qui ne contient pas moins de trois grammes de laudanum ?... Confiée à des personnes prudentes et administrée selon les conseils de l'instruction qui en indique le mode d'emploi, elle est évidemment sans danger ; mais en a-t-il toujours été ainsi, et ne s'est-on pas imaginé, dans certaines familles, que si une cuillerée faisait du bien, le flacon entier devait en faire plus encore ?

En outre, nous ne pensons pas que ceux de nos confrères qui, pendant l'épidémie et dans un but d'intervention rapide, se présentaient auprès de leurs malades avec une potion préparée d'avance, aient été bien inspirés. Il se pourrait même que cette pratique n'ait pas été tout à fait étrangère à cette idée absurde qu'à un certain moment et dans une partie du public, on s'est faite des médecins, en ne voulant plus voir en eux que des sortes d'empoisonneurs patentés.

Le choléra, nul ne l'ignore, est une maladie qui, dans la plupart des cas, emporte très rapidement ceux qu'elle atteint. Par contre, le médecin n'est appelé le plus souvent, et surtout dans certaines classes de la société, que lorsque les symptômes observés ne laissent plus de doute sur la vraie nature du mal, c'est-à-dire lorsque tous les efforts doivent rester vains, lorsque le malade n'a plus que quelques heures à vivre. Peu importe alors la médication que formule l'homme de l'art, le mal n'en accomplira pas moins son œuvre, et la mort arrive au plus tard quelques heures après la visite du médecin. A peine si le malheureux patient a eu le temps de prendre deux ou trois cuillerées de la potion qu'on lui a administrée, c'est-à-dire, dans l'esprit de bien de gens, la dose exacte pour produire l'effet toxique. Dès lors, ce n'est plus la maladie qui a tué, c'est nous qui avons ordonné le poison !... Si on a osé nous soupçonner, nous qui avons mission de conserver la vie et non de la détruire, nous qui, au mépris de la mort, oubliant nos femmes et nos enfants, ceux que nous aimons et qui nous aiment, nous sacrifions pour le salut de ceux que nous ne connaissions pas la veille et qui ne nous connaîtront plus le lendemain, si on a osé nous soupçonner lorsque nous n'avons fait que donner par écrit les prescriptions qui nous semblaient les meilleures et dont on a pu vérifier plus ou moins la nature, de quel crime ne nous accusera-t-on pas lorsque nous aurons versé de nos propres mains le flacon prétendu *rémunérateur* (1)... Rien ne manquera plus cette fois, pas même la froide préméditation. Rapellerons-nous ici le fait de cet honorable confrère qui, soupçonné, un des premiers, de vouloir empoisonner son malade, fut contraint de choisir entre la balle d'un révolver et la potion qu'il avait formulée ?

Que l'on veuille bien nous pardonner les quelques réflexions qui précèdent ; elles nous ont été naturellement

---

(1) Il ne faut pas oublier que l'opinion publique, à un moment donné, fut à ce point dévoyée qu'on s'imaginait, dans certaines classes, que les médecins touchaient une prime de vingt-cinq francs pour chaque billet de décès qu'ils déclaraient.

inspirées au lendemain des odieuses accusations qui ont pesé sur le corps médical, non seulement à Marseille, mais dans la plupart des autres localités contaminées, en France comme en Italie. La généralisation de l'instruction qu'à bon droit, nous appelions, dans une des pages précédentes, la base du progrès moderne, fera sans doute, en éclairant les masses, disparaître un jour tous ces préjugés stupides qui témoignent, chez ceux qui les partagent, ausi bien la faiblesse de l'esprit que celle du cœur.

Mais revenons à la mesure de la distribution gratuite des médicaments. Nous l'adoptons bien entendu, en principe, nous la considérons même comme indispensable en temps d'épidémie, et surtout d'épidémie cholérique, mais nous voudrions la voir mettre en pratique autrement qu'elle ne l'a été. Voici donc la modification que nous proposons.

Etant admis que les bureaux de secours médicaux fonctionnent régulièrement, il ne s'écoule jamais un temps très long entre le moment où on vient chercher le médecin et celui où il se rend à domicile. Or, comme les prescriptions faites " de visu" au lit du malade, selon l'indication du moment, d'après la prédominance de tel ou tel symptôme, suivant l'âge, la constitution du sujet, etc., etc., sont les seuls vraiment efficaces, nous voudrions, dans l'intérêt public, que les médicaments délivrés gratuitement ne le fussent que sur l'ordonnance d'un médecin. Celui-ci, quel qu'il fût, médecin de bureau de secours ou non, n'aurait, en cas d'indigence du malade, qu'à faire suivre sa prescription de ces mots: "A délivrer d'urgence". Pourquoi même la Ville ne distribuerait-elle pas au corps médical des feuilles imprimées à cet effet?

L'ordonnance ainsi établie pourrait être exécutée par tout pharmacien sans distinction, ce qui, au point de vue professionnel, serait infiniment préférable. Les médicaments fournis seraient taxés à un tarif réduit, celui des sociétés de secours mutuels, par exemple, et payés chaque semaine sur les fonds de la commission de secours ou, à défaut, par la caisse municipale, sur présentation des ordonnances apostillées par le médecin.

A divers points de vue, ce mode de procéder vaudrait mieux, ce nous semble, que celui qui a été employé jusqu'à présent. Ne présenterait-il, en effet, que ce seul avantage de ne pas mettre entre les mains d'un public parfois inintelligent un remède dangereux qu'on emploie sans discernement et quelquefois même, comme il nous a été donné de le constater, pour toute autre maladie que le choléra, qu'il faudrait l'adopter. De plus, et ce ne serait pas là son côté le moins avantageux, en évitant la délivrance trop hâtive d'un remède plus ou moins approprié à chaque cas particulier, on ne donnerait plus lieu à cette sécurité trompeuse qui trop souvent empêche de recourir en temps voulu aux secours médicaux.

Quant à la question d'indigence, il importe qu'elle ne devienne jamais l'objet de la moindre difficulté et qu'à toute demande elle soit purement et simplement indiquée sur l'ordonnance du médecin par la mention que nous avons proposée.

Sans doute, quelques abus se produiront encore par ce système, mais nous ne pensons pas qu'ils soient comparables à ceux dont nous avons été les témoins alarmés, lorsque nous avons vu l'usage du laudanum atteindre, au début de l'épidémie, les proportions d'une boisson presque hygiénique. Que d'empoisonnements involontaires et peut-être même d'une autre nature ont pu, à certains jours, être portés sans raison à l'actif du choléra !

VI

Inhumations.

L'inhumation hâtive des décédés cholériques, c'est-à-
dire quatre ou cinq heures après la mort, fut ordonnée
dans notre ville dès le début de l'épidémie. Sans vouloir
contester absolument l'efficacité de cette mesure, nous ne
pouvons nous empêcher cependant de lui attribuer un
certain caractère de rapidité brutale par trop impres-
sionnant. Dans quelques cas même, nous y avons vu de
tels inconvénients, qu'il nous semblerait préférable, en
pareille occurence, d'adopter un moyen terme et, mieux
encore, de créer au cimetière une salle de dépôt provisoire, possédant, bien entendu, un système de désinfection
suffisant, où les morts, avant d'être inhumés, seraient
conservés sinon le terme légal de vingt-quatre heures, au
moins le temps moral suffisant pour ne pas avoir à
redouter les inhumations précipitées.

En tout cas, signalons l'heureuse innovation des médecins
certificateurs des décès, innovation qui était indispensable,
surtout en temps d'épidémie.

Quant à l'inhumation des cadavres cholériques, on ne
saurait trop approuver la mesure adoptée de les enterrer
profondément, de placer les cercueils dans une épaisse
couche de chaux vive et de tasser fortement la terre qui
les recouvre. Ces tristes précautions sont indispensables
pour éviter les émanations contagieuses.

Pour le même motif aussi, nous ne voudrions pas qu'en
temps d'épidémie, il fût permis à l'administration des
pompes funèbres, comme cela a été fait dans certaines
localités, d'employer des cercueils à claire-voie; des inconvénients graves peuvent en résulter, il est bon de les
prévenir. Dans ce but, que les cercueils soient clos aussi

hermétiquement que possible et que les espaces, laissés
vides par les corps, soient comblés avec un mélange de
poudre de charbon et de sciure phéniquée, sur laquelle on
versera un litre de la solution composée avec :

Chlorure de zinc...................... 100 grammes.
Eau................................ 1 litre.

VII

Affichage public du nombre des décès.

A la suite des exagérations regrettables qui, au début
de l'épidémie, se produisirent dans le public au sujet du
nombre des décès cholériques, la municipalité n'hésita pas
à prendre la sage mesure de faire afficher publiquement,
tous les jours, de douze en douze heures, le chiffre officiel
de la mortalité. Ce fut là une bonne inspiration qui, au
milieu de l'affolement général, contribua puissamment à
calmer les esprits.

Depuis le déclin de la maladie, ces affiches continuent
à être apposées tous les soirs à la porte de la mairie ; elles
font connaître le nombre des décès survenus dans les vingt-
quatre heures.

C'est aussi ce relevé qui est journellement publié par les
journaux et affiché dans leurs salles de dépêches. De cette
manière, la situation vraie de chaque jour est connue de
tout le monde et chacun peut se rendre un compte exact de
la marche de l'épidémie.

A propos de cet affichage public du nombre des décès,
une question assez grave se présente: A quel moment
convient-il de l'interrompre ? — Sur ce point, notre opinion
est formelle ; il doit être continué huit jours encore après
le dernier décès cholérique constaté.

Il n'y a pas, en effet, à se le dissimuler ; la suppression
trop hâtive de ce bulletin officiel pourrait avoir des suites

fâcheuses, en laissant subsister dans l'opinion publique de pénibles incertitudes et des suppositions mal fondées. Les exagérations du début pourraient aisément se reproduire et provoquer sans raison une nouvelle panique. En outre, les populations, conséquence plus grave, seraient exposées, en cas d'une recrudescence toujours possible jusqu'à la dernière heure, à s'abandonner trop tôt à une sécurité trompeuse et, par suite, à se départir trop promptement des salutaires précautions d'hygiène jusqu'alors observées.

D'autre part, les émigrants, qui sont généralement nombreux dans les centres contaminés, (et, à ce point de vue, nous n'hésitons pas à approuver, dans l'intérêt public, la fuite rapide de tous ceux que leur devoir ou leurs occupations ne retiennent pas dans les villes atteintes), les émigrants, disons-nous, sont heureux, dans leurs lieux de refuge, de recevoir journellement, par la voie des journaux, le bulletin sanitaire officiel de leur pays. Ce sont presque toujours ces renseignements qui leur servent de règle de conduite et qui les fixent sur l'époque opportune de leur retour. Pourquoi, par la cessation intempestive de ces indications, les exposer à une rentrée trop précipitée, c'est-à-dire à un véritable danger de contagion, ou, au contraire, leur faire prolonger sans raison un séjour à l'étranger souvent pénible et toujours onéreux.

Donc, pour donner à cette sage mesure de l'affichage public du nombre des décès toute la portée qu'elle doit avoir, pour lui laisser produire tous ses avantages, il convient de la continuer dans les milieux atteints par le fléau jusqu'au jour de sa disparition complète.

Or, une épidémie de choléra, dans une cité, ne peut, à notre avis, être raisonnablement considérée comme terminée que huit jours après le dernier décès constaté.

VIII

Désinfection des maisons où se produisent des cas de choléra.

Un des premiers arrêtés du maire de Marseille, au début de l'épidémie, fut de prescrire la désinfection immédiate de toutes les maisons où s'étaient produits des cas de choléra. (*Voir aux pièces justificatives n° 3.*) Le soin de ces désinfections incombe à l'administration des pompes funèbres. Affirmer qu'elles se font toujours d'une manière irréprochable, serait peut-être un peu téméraire ; disons, toutefois, que les réclamations qui se sont produites à ce sujet, ne sont pas très nombreuses.

Peut-être, cependant, eût-il mieux valu créer pour la circonstance une régie spéciale qui, sous la surveillance constante d'inspecteurs commis à cet effet, eût seule procédé à ce genre d'opérations.

Quoi qu'il en soit, la désinfection des maisons de cholériques, en cas de guérison, qu'on le remarque bien, comme en cas de décès, est une mesure de première nécessité, que les municipalités, à l'exemple de Marseille, doivent imposer dans les cités qu'elles administrent, dès le premier cas de choléra observé. Cette précaution, d'après nous, a une telle importance qu'unie à la mesure sanitaire dont l'étude va suivre, elle peut parfois enrayer une épidémie à son début. Ne serait-ce pas à sa rigoureuse application, sans cesse recommandée par le comité de vigilance, qu'il faudrait attribuer, cette année, dans un grand nombre de villes, cette sorte d'avortement, si souvent remarqué, de l'épidémie ?

Pour procéder d'une manière efficace à la désinfection des maisons où se sont produits des cas de choléra, il importe tout d'abord que cette désinfection comprenne le sol des appartements, les escaliers, les lieux d'aisance, les éviers, en un mot, toutes les pièces et tous les conduits de la maison et même, dans certains cas, la voie publique environnante jusqu'à une certaine distance.

Quant aux moyens chimiques à employer, voici ceux que nous recommandons avec une insistance toute particulière pour cet usage, comme étant à la fois les plus simples et les plus énergiques :

1° Faire un lavage à fond du sol des appartements, au moyen d'une brosse ou d'un balai en chiendent, avec une solution de soude caustique (soude anglaise, soude fondue), préparée en quantité suffisante, dans les proportions qui suivent :

Soude caustique............ . cinquante grammes
Eau.... .... un litre.

2° Une heure après ce premier lavage, en faire un second avec de l'eau ordinaire dans laquelle on ajoutera deux grammes d'acide thymique par litre.

Pour désinfecter les éviers, baquets, cuvettes et conduits de tout genre, on se servira avec avantage de cette même solution de soude caustique, en ayant la précaution, toutefois, d'y joindre cinquante grammes de goudron par litre (goudron de houille, coaltar, goudron d'acide pyroligneux, ou enfin goudron de Norvège).

Dès qu'on aura procédé à ces diverses opérations, il sera bon, comme complément, de faire brûler cinquante grammes de soufre dans chaque pièce de l'appartement, en ayant eu préalablement la précaution de fermer toutes les fenêtres.

L'action du soufre achevée, c'est-à-dire vingt-quatre heures après, on ouvrira largement toutes les ouvertures, de manière à établir autant de courants d'air que possible, et on allumera des feux dans toutes les cheminées. Pendant quelques jours encore on laissera dans tous les recoins de la maison des récipients remplis de chlorure de chaux.

IX

Destruction des draps, couvertures, objets de literie, linges, hardes, vêtements, etc., ayant servi aux cholériques.

Le même arrêté municipal, qui prescrivait la désinfection des maisons contaminées, ordonnait également la désinfection immédiate des objets de literie et tous autres ayant servi aux cholériques (1). Mais ce n'était là qu'une demi-mesure, et bien qu'elle eut reçu l'approbation générale, nous lui préférons de beaucoup la destruction complète par le feu de tous ces mêmes objets.

Du reste, en notre qualité de fidèle narrateur, nous devons nous empresser d'ajouter ici que la municipalité de Marseille ne tarda pas à revenir sur sa décision première et à imposer d'urgence, par un ordre de service, l'incinération au lieu de la désinfection. C'est encore l'administration des pompes funèbres qui est chargée de ce genre d'opération, que l'on va accomplir tous les soirs dans l'ancien cimetière Saint-Charles.

Le mode usité pour procéder à cette incinération est des

---

(1) Dans le cas où des circonstances particulières obligeraient à employer la désinfection de ces objets au lieu de l'incinération, ce qui serait toujours dangereux, nous pensons que le meilleur agent chimique à employer pour cet usage serait le bichlorure de mercure. Voici d'ailleurs, à l'appui de notre opinion, quelques lignes extraites des *Recherches sur les Substances Antiseptiques*, par M. Miquel, recherches consignées dans le *Journal de Pharmacie et de Chimie*, numéro de Juillet 1884.

« Dans la pratique, dit cet auteur, il serait préférable de recourir à la désinfection humide par le sublimé ; pour cela, on plongerait dans des cuves en bois remplies d'eau, contenant par mètre cube cent grammes de bichlorure de mercure, les effets de literie, le linge, les chemises des malades, etc. ; au bout de quelques jours, tout organisme vivant, adulte ou à l'état de germe, aurait disparu. Détail important, le prix de la solution microbique n'atteindrait pas un franc par mètre cube. » Miquel.

plus simples, ont pourrait presque dire des plus primitifs. On se sert des lits en fer ayant appartenu aux cholériques comme de sortes de grils sur lesquels on dépose les objets à incinérer. Au-dessous et sur les côtés sont placés des fagots de bois ; le tout est alors imbibé de pétrole et on y met le feu.

Au sujet de cette nouvelle mesure, rendons hommage à la sage prévoyance de la commission municipale de secours aux victimes du choléra, qui, pour la rendre plus pratique, a pris à sa charge le remboursement des objets incinérés.

En l'état actuel de la science, cette obligation de détruire immédiatement par le feu tous les objets souillés par les cholériques, est une de celles que les autorités doivent surveiller avec le plus de soin et faire exécuter avec une rigoureuse exactitude. Il nous paraît acquis, en effet, que ces objets peuvent devenir, à un moment donné, le point de départ de véritables foyers d'infection et transporter, même à de grandes distances, les germes de la maladie. Que d'exemples indéniables de contamination directe, produits chez des personnes qui se sont imprudemment soustraites à l'obligation imposée par nos autorités, en ont démontré l'importance et la nécessité !

X

Désinfection des déjections des cholériques et des matières vomies.

En temps d'épidémie, et surtout en temps d'épidémie cholérique, les habitants d'une même localité ne doivent jamais perdre de vue que leur sort est solidaire et qu'en agissant en vue de la préservation commune, ils agissent aussi dans l'intérêt de leur conservation propre.

Le jour où tout le monde sera bien pénétré de ces principes, la prophylaxie publique des maladies contagieuses touchera de très près à la perfection.

Plus encore que les linges ou autres objets contaminés par les cholériques, les déjections et les matières vomies sont dangereuses. Comme conséquence, il serait grandement coupable envers la société celui qui, au mépris des prescriptions les plus élémentaires de la protection réciproque, négligerait, le cas échéant, de procéder à la désinfection de ces matières et s'exposerait ainsi à propager le fléau. C'est donc aux parents, aux amis, aux personnes dévouées qui soignent les cholériques qu'incombe le soin de ces désinfections. Qu'elles les accomplissent toujours avec la plus grande régularité ; il y va de leur propre intérêt comme de l'intérêt public.

S'il est un cas, en effet, où le principe cholérigène se développe et se multiplie avec une abondance et une rapidité effrayantes, c'est sans contredit quand il est livré à lui-même dans les déjections des cholériques et dans les matières vomies. Ce fait, qui devrait être toujours présent à l'esprit de tous, est aujourd'hui parfaitement acquis à la science, par suite des recherches expérimentales faites dans nos divers laboratoires. Que chacun de nous apporte donc, en ce qui le concerne, les soins les plus minutieux à la désinfection de ces matières ; ce sera faire œuvre d'humanité. En agissant ainsi, (et nous insistons à dessein sur ce point capital), on détruira le terrain le plus fertile en germes cholériques, on arrêtera pour ainsi dire le mal à sa source.

Les antiseptiques recommandés plus spécialement pour cet usage, sont :

Pour un litre d'eau,

1° Le sulfate de cuivre, à la dose de cinquante grammes ;

2° Le chlorure de zinc liquide à 50 degrés, à la dose de trente grammes.

A ces deux agents chimiques très efficaces, nous ajoutons

les sels suivants, plus énergiques encore, quoique très rarement employés :

Pour un litre d'eau,

1° Le bichlorure de mercure, à la dose de cinq grammes;

2° Le bichlorure de cuivre, à la dose de 50 grammes.

Enfin, on pourrait encore se servir avec succès de la composition suivante :

Acide sulfurique...................... 100 grammes.
Eau.............. ... ... 1 litre.

Les solutions ainsi préparées doivent être employées à la dose d'un grand verre pour un vase ou une cuvette, et, autant que possible, on les versera, par avance, dans les récipients dont on doit faire usage. Comme elles constituent les unes et les autres un poison violent, il est indispensable, dans les familles, de veiller attentivement sur elles et surtout de ne pas les confondre avec les médicaments qui doivent être pris à l'intérieur.

Depuis le début de l'épidémie de Marseille, les premiers antiseptiques, que nous venons d'indiquer, ont été mis gratuitement par la municipalité à la disposition des personnes nécessiteuses, chez lesquelles des cas de choléra se sont déclarés. Dès lors, nul n'avait le droit de se soustraire à l'obligation commune. En a-t-il toujours été ainsi ! Malheureusement non ; et peut-être de nombreuses et innocentes victimes n'ont dû leur mort qu'à ces négligences coupables ! Que l'expérience du passé serve au moins pour l'avenir et que les populations n'oublient pas qu'il y a pour elles, dans cette observation plus ou moins fidèle des préceptes hygiéniques, une véritable question de vie ou de mort.

XI

Questions relatives à la Voirie.

Les questions relatives à la voirie revêtent, en temps d'épidémie, un caractère de gravité exceptionnelle. Personne, en effet, n'oserait contester, aujourd'hui, que le plus ou moins de propreté d'une ville n'ait une immense importance au point de vue du développement et de la propagation des maladies infectieuses.

Le choléra est peut-être, de toutes ces maladies, celle qui se développe de préférence dans les quartiers sales et insalubres. L'épidémie de Marseille, sauf quelques très rares exceptions, a présenté à ce point de vue un caractère si parfaitement tranché, qu'il devient difficile de ne pas admettre que le principe infectieux trouve, dans les milieux malpropres, par conséquent, très azotés, un terrain éminemment favorable à son développement et, plus encore, à sa multiplication.

Bien pénétré de ces idées, nous sommes de nouveau en complète opposition sur ce point avec le savant allemand, M. le docteur Koch, et nous estimons que les lavages des rues à grande eau, surtout pendant la nuit, où ils peuvent être plus complets, sont d'une action très salutaire. Il ne nous semble même pas inutile d'ajouter à l'eau servant à ces lavages, certains désinfectants, tels que : acide phénique, coaltar, chlorure de zinc, sulfate de fer, etc., etc. Ceux qui ont été employés dans les tonneaux d'arrosage par la ville de Marseille, sont les suivants :

1° Le sulfate de fer, à la dose de cinq kilogrammes pour mille litres d'eau ;

2° Le chlorure de zinc liquide, à la dose de dix kilogr. pour mille litres d'eau. Cette proportion du chlorure de zinc nous paraît infiniment trop forte et peut être réduite sans inconvénient à deux ou trois kilogrammes pour mille ;

3° Le goudron soluble (coaltar saponiné, croyons-nous), à la dose de un litre pour mille litres d'eau ;

4° L'acide phénique, à la dose de cinq kilogrammes pour mille litres d'eau.

On a également employé en badigeonnages trop apparents, le chlorure de chaux et surtout un certain colorant qu'on a prétendu être du nitro-sulfate de fer.

De même que la propreté des rues, l'entretien irréprochable des égouts est de première nécessité. Les deux procédés de désinfection adoptés dans ce but par notre ville sont, à notre avis, excellents l'un et l'autre. Voici en quoi ils consistent :

1° Verser journellement dans les principales bouches des égouts un mélange composé de chlorure de zinc et d'acide phénique, dans la proportion de un kilogramme d'acide phénique et douze kilogrammes de chlorure de zinc ;

2° Faire brûler, journellement aussi, dans l'intérieur des égouts les plus importants, une certaine quantité de soufre et obturer momentanément les ouvertures, de manière à produire un dégagement suffisant d'acide sulfureux.

Un troisième procédé de désinfection des canaux souterrains qui ne sont pas destinés, bien entendu, à conduire des eaux potables, procédé qui n'a jamais été employé et qui serait, croyons-nous, d'une très grande efficacité, consisterait à placer, tous les deux ou trois jours, en tête des principaux égouts, un sac rempli d'un mélange de sublime corrosif et de sable, dans la proportion de cinq kilogrammes de sublimé pour cinquante kilogrammes de sable. Ce désinfectant par excellence serait ainsi dissous peu à peu par une quantité d'eau suffisante et détruirait rapidement les éléments infectieux répandus dans les sous-sol des villes.

Les autres questions de voirie, telles que la surveillance des fosses d'aisance, des fosses à fumier, des canaux, fossés d'écoulement, ruisseaux, déversoirs, conduits de tout genre, etc., etc., en un mot, toutes les précautions hygiéniques qui concernent la salubrité des villes, doivent également être observées avec une rigoureuse exactitude. Le manque de vigilance et de sévérité, en pareil cas, serait de la part de l'administration une faute des plus graves.

De même aussi, les autorités ont le devoir de faire surveiller avec la plus grande attention tous les locaux, où on se livre aux soins ou à l'élevage des animaux et qui sont souvent de véritables foyers d'infection pour tout un quartier. Chenils, écuries, remises, bergeries, poulaillers, pigeonniers, garennes, porcheries, etc., doivent être partout entretenus en parfait état de propreté. En temps d'épidémie cholérique, qu'on se le persuade bien, il n'y a pas de petite question en fait de mesures concernant la salubrité publique.

Certes, nous sommes loin de réclamer des municipalités aucune disposition inutile ou vexatoire; mais, ce que nous demandons de toutes nos forces, c'est, en vue de l'intérêt général, l'assainissement aussi complet que possible de toutes les villes et surtout des grands centres de population.

Nous aurions eu encore bien d'autres considérations à faire valoir sur cette grave question de la voirie et des égouts, mais elles eussent dépassé les limites de ce travail. Mentionnons seulement aujourd'hui ce que nous nous proposons de développer plus tard : que la mortalité, pendant l'épidémie de Marseille, a été pour ainsi dire proportionnelle, dans chaque quartier et même dans chaque rue, à l'état d'installation plus ou moins satisfaisant des égouts. Si les décès ont été très rares là où les égouts sont bien installés, où ils fonctionnent avec la pente voulue et la quantité d'eau suffisante, il n'en a malheureusement pas été ainsi dans les quartiers où ces canaux souterrains n'existent pas ou existent dans des conditions défectueuses. Ce qui démontre une fois de plus que la bonne organisation et l'entretien de l'étage inférieur des villes ont une très grande importance et constituent un des éléments les plus sérieux de l'hygiène publique.

Quoi qu'il en soit, le rôle du service de la voirie à Marseille, qui a été si capital et, du reste, fort bien rempli pendant toute la durée de l'épidémie, prend, à l'heure présente et pour une période de longs mois à venir, une importance exceptionnelle. Ce serait, en effet, une grande erreur de croire que, le fléau étant aujourd'hui à peu près conjuré, on peut se relâcher des mesures qu'il avait rendues nécessaires. L'histoire des épidémies antérieures, qui se sont presque toujours reproduites deux années de suite, doit être constamment présente à notre pensée. Que ses enseignements, sans nous alarmer outre mesure, nous tiennent en garde, inspirent nos efforts et surtout nous rendent persévérants dans les moyens de défense que nous aurons à mettre en œuvre. Ce ne sera, persuadons-nous en bien, que par la propreté irréprochable des voies publiques, par la création de nouveaux égouts et par le bon entretien de ceux qui existent déjà, en un mot, par une application méthodique de tous les principes d'hygiène générale que 1884 n'aura pas son lendemain néfaste.

XII

Feux sur la voie publique.

Les feux allumés le soir par les habitants, sur les voies publiques, constituent un excellent moyen de prophylaxie générale. N'auraient-ils pour effet que de favoriser, au début des épidémies, la destruction immédiate de toutes les vieilleries qui encombrent plus ou moins les habitations et qui forment souvent des amas insalubres, qu'il faudrait en encourager la vulgarisation.

Recommandés naguères par la presse de notre localité, ces feux, pour être vraiment efficaces, doivent être très rapprochés les uns des autres (à cent mètres de distance au plus), allumés à la même heure et dans tous les quartiers. Il serait également avantageux, si c'était possible, de les alimenter de préférence avec des plantes aromatiques, des bois résineux ou de vieux barils à pétrole, sur lesquels on projetterait une poignée de soufre ou, suivant le procédé de M. Edouard Carri, un litre d'acide chlorhydrique.

Les dépenses nécessitées pour l'organisation de ces feux, ou du moins la fourniture des matières combustibles, devraient être à la charge des municipalités et faire partie du service de la voirie au même titre que les arrosages. C'est, du reste, le seul moyen de rendre pratiques les indications que nous venons de formuler.

XIII

Police hygiénique des Ports.

Plusieurs cas de choléra s'étant déclarés à bord des navires ancrés dans les divers ports de Marseille, il devint indispensable de prendre, à cet égard, les mesures nécessaires. Par arrêté de M. le Maire de Marseille, en date du 5 juillet 1884 (*voir pièces justificatives n° 4*), il fut ordonné aux capitaines de faire procéder, deux fois par jour, à des lavages hygiéniques et de prendre les plus grandes précautions d'aération et de propreté.

De plus, il leur fut également enjoint, si un cas de choléra venait à se déclarer à leur bord, d'avoir à en faire immédiatement la déclaration à M. le Commissaire spécial des ports. En ce cas, le malade devrait être aussitôt conduit à l'hôpital du Pharo et le navire, tiré hors des rangs, serait placé à tel point de la rade désigné par la Commission sanitaire. Là, on prendrait à son égard toutes les mesures de désinfection exigées par les circonstances.

Ces sages précautions étaient d'autant plus opportunes, qu'il a été remarqué que les cas de choléra survenus à bord des navires, soit à vapeur, soit à voiles, ancrés dans nos ports, ont été exceptionnellement graves. Pour preuve, voici un relevé synoptique qui, en indiquant le nom et la nationalité des navires atteints dans nos différents bassins depuis le début de l'épidémie, fait connaître en même temps le nombre total des cas et la proportion des décès :

DATES	NOMS DES NAVIRES	Nationalité	NOMBRE des CAS	NOMBRE des DÉCÈS
8 juillet.	Joannis	Grec	1	1
9 »	Cuba-y-Canarias	Portug.	1	1
9 »	Milano	Italien	1	1
10 »	Phronia-Couppa	Grec	5	3
11 »	Kongswere.................	Suédois	1	1
13 »	Aurora.....................	Italien	1	1
13 »	Rosalia.....................	»	1	1
16 »	Clementina	»	1	0
16 »	Adelphi-Alfieri	Grec	3	2
17 »	Zebra	Autrich.	1	1
18 »	Rishanglys	Anglais	1	1
18 »,	Bregnitti	Italien	1	1
20 »	Beatrice	Anglais	1	1
21 »	Balkan.....................	Autrich.	1	1
21 »	Bethleem...................	Grec	1	1
21 »	Alfonso	Italien	1	0
11 août.	Raffaello	»	1	1
5 sept	Argentina	»	1	0
18 »	Résolu	Français	11	8
9 octob.	Corse..	»	1	1
			36	27

En somme, vingt-sept décès sur trente-six cas, n'est-ce pas, en vérité, une effroyable proportion ?

Dans ces conditions, il était évident que tout navire contaminé devenait un danger pour le voisinage, danger qu'il importait de prévoir et qui eut pu entraîner de graves conséquences, si des mesures prophylactiques sévères n'avaient été prises en temps utile. C'est à M. l'adjoint Lapeyre que fut dévolue la mission de veiller à la fidèle exécution de ces mesures; il s'en est acquitté avec un tact et une activité des plus louables.

Quant à la désinfection des navires atteints par la maladie, elle a été confiée jusqu'à ce jour, comme celle des immeubles, à la régie des pompes funèbres. Le système que celle-ci a adopté pour ce genre d'opérations, a eu pour base : 1° la combustion du soufre dans la cale, les cabines, les soutes; 2° les badigeonnages des murailles avec le chlorure de chaux; 3° et, enfin, le lavage du pont avec une solution concentrée d'acide phénique.

Ces trois moyens nous paraissent irréprochables, et si nous en ajoutons un quatrième, qu'on eût également pu employer, celui par le chlorure de zinc, c'est pour ne rien laisser ignorer de la question.

« Le chlorure de zinc, disent MM. Vallin et Gérardin, dans le dictionnaire de Dechambre, a paru à Pettenkofer et à la commission allemande du choléra (1879), avoir une action sûre et rapide pour détruire la putréfaction des eaux de la cale des navires. Quand l'altération est très prononcée, la proportion de un à deux de chlorure de zinc cristallisé, pour mille, leur a semblé suffisante; mais des expériences ultérieures ont montré que, pour détruire les bactéries, il fallait des doses beaucoup plus fortes. Le dépôt formé par le chlorure de zinc est peu cohérent, poreux, léger, se déplace facilement par le jeu des pompes, avantage que n'a pas celui formé par l'hydrate de chaux. C'est au chlorure de zinc, en un mot, que la commission du choléra a donné la préférence pour la désinfection de l'eau des cales.

« Ce sel était jadis très employé dans la flotte anglaise, jusqu'en 1870 ; il a été interdit par les lords de l'amirauté, à la suite de quelques empoisonnements dont auraient été victimes des marins qui en avaient accidentellement avalé.

« En résumé, la désinfection chimique constitue "l'ultima ratio" de l'hygiène navale. L'idéal qu'il faut toujours poursuivre est de ne pas en avoir besoin. Tous les désinfectants du monde ne sauraient suppléer, pour la bonne tenue d'un navire, la propreté et la vigilance. Mieux vaut prévenir la fétidité d'une cale que d'avoir à la combattre. »

XIV

Des prescriptions d'hygiène militaire relatives à l'effectif de la garnison.

Il est démontré par les statistiques qu'en temps d'épidémie, les grandes agglomérations d'individus sont particulièrement exposées à la contagion. Le choléra ne fait pas exception à cette règle générale.

Ces principes admis, il était à craindre que les corps de troupe de la garnison de Marseille, constituant un effectif variant entre quatre ou cinq mille hommes, ne payassent un large tribut à l'épidémie. Fort heureusement, ces appréhensions ne se sont point réalisées et le chiffre total de la mortalité chez nos militaires ne s'est élevé, du 25 juin au 15 Septembre, qu'à douze décès cholériques (1). Ces décès se répartissent ainsi dans les divers corps :

3ᵉ régiment de ligne .. .. 5 décès
40ᵉ régiment de ligne................. 1 »
7ᵉ bataillon de chasseurs à pied........ 1 »

(1) Depuis cette époque, le choléra a fait, croyons-nous, deux nouvelles victimes parmi les militaires de notre garnison.

19ᵉ régiment d'artillerie............... 1 »

1ᵉʳ régiment de hussards............. 2 »

Militaires de passage.................... 1 »

Douaniers .... 1 »

Sans doute, ce nombre de douze décès n'est, hélas! que trop élevé ; mais nous devons cependant reconnaître qu'il représente, pour la population militaire, une mortalité proportionnelle sensiblement inférieure à celle constatée dans la population civile. En effet, tandis que la proportion a été, pour cette dernière, de six cents décès environ pour cent mille habitants, elle n'eût été, pour les militaires, en prenant pour base le rapport de douze à cinq mille hommes, que de deux cent quarante décès pour cent mille soldats. Si nous réfléchissons, en outre, que les âges qui, dans la population civile, ont fourni la plus grande mortatité, sont précisément compris entre vingt et trente ans, c'est-à-dire l'âge moyen des militaires, nous trouverons une signification encore plus caractéristique à ce rapport comparatif.

Ces heureux résultats ne doivent évidemment être attribués qu'à la constante sollicitude dont les autorités militaires, n'ont cessé d'entourer leurs hommes, aux soins et aux ménagements qu'elles ont eus pour eux. Disons, d'ailleurs, que les prescriptions hygiéniques observées dans notre région ont eu pour base la très remarquable instruction ministérielle du 20 juillet 1883, qui a pour titre : "Instruction pour les corps de troupes et les hôpitaux, en prévision d'une épidémie de choléra". (Voir aux pièces justificatives Nº 5).

Mais, outre les prescriptions contenues dans cette circulaire, certaines indications spéciales à chaque corps, formulées par leurs médecins respectifs, ont été également suivies avec la plus grande exactitude. Voici celles concernant le 3ᵐᵉ de ligne, qui nous ont été communiquées par notre très distingué confrère, M. le docteur L. Aubert, médecin-major de ce régiment :

— Porter continuellement la ceinture de flanelle;

— Porter le couvre-nuque à tous les exercices ;

— Défense d'introduire des fruits dans les cantines ;

— Mettre un peu de riz dans la soupe ;

— Quart de vin journalier ;

— Varier la nourriture des soldats ;

— Suspension des exercices ;

— Promenade hygiénique tous les deux jours, de 6 heures du matin à 7 h. 1/2 ;

— Musique, matin et soir, dans la cour de la caserne ;

— Arroser fréquemment avec l'eau phéniquée les chambres et couloirs ;

— Ordre à MM. les infirmiers de service :

1° D'avoir toujours en leur possession du thé, du sucre et du rhum, de manière à pouvoir faire prendre immédiatement une infusion chaude à tout militaire pris brusquement de coliques ;

2° D'administrer, en cas de premiers symptômes de la maladie, vingt gouttes de la liqueur de Batavia dans un quart de verre d'eau.

Formule de cette potion :

Laudanum de Sydenham..... ....   6 grammes
Ether sulfurique........... ....   2 gr. 50
Eau de fleurs d'oranger.... ....   6 gr.

Toutes ces prescriptions réunies et bien observées ne pouvaient évidemment que préserver, dans les limites du possible, les troupes composant l'effectif de notre garnison ; c'est, en effet, ce qui a eu lieu. Aussi, ne voulons-nous pas terminer l'étude de cette question sans rendre l'hommage qu'elles méritent aux autorités militaires de notre région.

Si jamais revenait en France le redoutable fléau, le système hygiénique suivi par le XV⁰ corps d'armée pendant l'épidémie cholérique de 1884, pourrait, à bon droit, servir de ligne de conduite au point de vue de la prophylaxie militaire à adopter.

XV

Commission des logements insalubres.

L'article premier de la loi relative à l'assainissement des logements insalubres (des 19 janvier, 7 mars et 13 avril 1859), est ainsi conçu :

« Dans toute commune où le conseil municipal l'aura reconnu nécessaire par une déclaration spéciale, il nommera une commission chargée de rechercher et indiquer les mesures indispensables d'assainissement des logements et dépendances insalubres, mis en location ou occupés par d'autres que le propriétaire, l'usufruitier ou l'usager.

« Sont réputés insalubres, les logements qui se trouvent dans des conditions de nature à porter atteinte à la vie ou à la santé de leurs habitants. »

Usant du droit que lui confère cet article, le Conseil municipal de Marseille, dans ses séances des 25 août et 2 septembre 1884, déclara nécessaire la création, dans notre ville, d'une Commission des logements insalubres, et, suivant la loi supplémentaire du 25 mai 1864, fixa à vingt le nombre des membres qui devaient la composer.

Cette Commission réunie pour la première fois le 10 octobre, sous la présidence de M. l'adjoint Lapeyre, décida, après une courte discussion, de se diviser en cinq sections de quatre membres. Chacune de ces sections serait chargée de visiter une partie de la ville et de veiller à la bonne et prompte exécution des travaux qu'elle aurait ordonnés.

Voici les noms des membres composant chaque section, avec la désignation de la partie de la ville sur laquelle doit s'étendre son autorité :

1ᵉ Section : MM. Lapeyre, le docteur de Belly, Teissère et Pierre Garry.

Vieille Ville, c'est-à-dire la partie comprise entre les quais des ports Nord, le quai du Port et la rue Cannebière, d'une part ; le Cours Belsunce, la rue d'Aix, le grand chemin d'Aix et l'avenue d'Arenc jusqu'au pont de ce nom, d'autre part.

2ᵐᵉ Section : MM. Gibassier, Gras, le docteur Giraud fils et Brochier.

Gare Saint-Charles, Belle-de-Mai et Crottes : partie comprise entre le Cours Belsunce, la rue d'Aix, le grand chemin d'Aix et l'avenue d'Arenc, d'une part ; la rue Noailles, les allées de Meilhan, le boulevard de la Madeleine et le chemin des Chartreux, d'autre part.

3ᵐᵉ Section : MM. Heckel, Caillol de Poncy, Veuillant et Suche.

Plaine St-Michel, Blancarde et Chartreux : partie comprise entre la rue Noailles, les allées de Meilhan, le boulevard de la Magdeleine et le chemin des Chartreux, d'une part ; la rue de Rome jusqu'à Castellane et le boulevard Baille d'autre part.

4ᵐᵉ Section : MM. Julien, Garaudy, Demoutte et Roux.

Gare du Prado, Menpenti, Capelette et Mazargues : partie comprise entre le boulevard Baille, d'une part ; l'avenue du Prado jusqu'à la mer, d'autre part.

5ᵐᵉ Section : MM. Dieulafait, le docteur Chevillon, Burle et Lan.

Endoume et Rive-Neuve : partie comprise entre le chemin de la Corniche (depuis l'avenue du Prado), le boulevard du Pharo, le quai de Rive-Neuve et la rue Cannebière jusqu'à la rue de Rome, d'une part ; la rue de Rome et l'avenue du Prado jusqu'à la mer, d'autre part.

Après l'épidémie que nous venons de traverser, la création de la commission des logements insalubres était non-seulement utile mais indispensable. Sa mission, en effet, présente un intérêt d'ordre supérieur et c'est, pour ainsi dire, entre les mains de chacun de ses membres que repose l'avenir sanitaire de notre cité. De leur zèle, que nous ne mettons point en doute, de leur surveillance incessante, de leur discernement judicieux dans les mesures à prendre, dépend la disparition plus ou moins complète du germe cholérigène.

Dans ce but, qu'on ne recoure à aucune mesure superflue ou vexatoire, mais qu'on agisse avec une sage et constante énergie. Beaucoup de nos quartiers les plus populeux, surtout dans la vieille ville, exigent une intervention rapide ; qu'on ne le perde pas de vue et qu'on ordonne sans retard les réparations urgentes ; il y va de l'intérêt de tous.

La persistance de l'épidémie de 1884 indique que la maladie trouve, dans certaines rues, des éléments favorables à son développement ; c'est dans ces régions ainsi désignées par le mal que doit s'exercer au plus tôt la compétence de la commission ; toute journée perdue le serait au détriment de la santé publique.

Il faut, à tout prix, que, par l'action combinée de tous les pouvoirs administratifs et scientifiques, par la soumission absolue de chacun de nous à leurs ordres, nous conjurions pour l'année prochaine une épidémie nouvelle. Des intérêts trop graves sont en jeu pour ne pas exciter notre ardeur ; que tous les efforts humainement possibles soient au moins tentés dans ce but. Détruisons le choléra pendant qu'il sommeille ; sans cela, terrible sera son réveil.

XVI

Fourneaux économiques.

Parmi les causes prédisposantes du choléra, la mauvaise alimentation est une de celles qu'il faut signaler au premier rang.

Pour combattre ses conséquences funestes, la municipalité de Marseille, le bureau de bienfaisance et certains groupes de personnes charitables, aidés des subventions de l'Etat, eurent l'heureuse idée, en vue de porter des secours immédiats aux indigents, de créer dans les quartiers les plus populeux de la ville des sortes de restaurants gratuits qui prirent le nom de "fourneaux économiques". Les malheureux privés de ressources y venaient à tour de rôle prendre leur repas, ou recevoir, pour les besoins de leurs familles, des rations de pain, de vin, de viande, de bouillon, etc.

Ces institutions, comme il fallait s'y attendre, entraînèrent bientôt certains abus ; mais, en vérité, qu'importent ces abus, presque inévitables en pareille circonstance, si, en dépit d'eux, de nombreuses misères ont été soulagées ?

Comme nous ne sommes pas de ceux qui aiment à voir les choses par leurs petits côtés, nous n'hésitons pas à reconnaître que les fourneaux économiques, en temps d'épidémie de choléra, sont des créations excellentes et appelées à rendre d'éminents services. Qu'on prenne toutes les mesures nécessaires là où ces établissements devront être organisés, pour ne plus secourir que les véritables indigents et surtout pour ne plus favoriser, par une distribution trop généreuse, la paresse d'une classe peu intéressante, et ces institutions commanderont alors l'approbation générale.

Quoi qu'il en soit, ajoutons ici, pour préciser les immenses services que ces établissements ont rendus à la classe indigente de notre ville, qu'ils ont fonctionné sans interruption pendant une période de soixante-sept jours. Du 13 juillet au 1er août, placés sous la direction de MM. Dubiau adjoint au maire, Aglot, Callamand, Chambellan et Champetier, et du 2 août au 8 septembre sous la surveillance du Bureau de bienfaisance, ils n'ont pas délivré moins de 615,451 rations qui ont coûté ensemble la somme de 135,995 francs, soit une moyenne de 0,22 centimes par ration.

Ces chiffres, dont le contrôle général avait été confié à M. G. Velten, président de la commission départementale, représentant le gouvernement, ont certes leur éloquence ; vouloir en contester la signification serait vouloir nier l'évidence et juger de parti pris ce genre d'institution.

Les fourneaux municipaux, avons-nous dit, ne furent pas les seuls à fonctionner pendant la période grave de l'épidémie ; plusieurs autres ne durent leur installation qu'à la charité privée.

Quelque soin que nous apportions dans cette étude à éviter les personnalités qui n'ont pas eu un caractère officiel, il nous est impossible de ne pas faire ici une exception à cette règle générale et de ne pas rendre, au nom de la population nécessiteuse de Marseille, un sincère hommage de reconnaissance à Madame Noilly-Prat et à la Compagnie générale transatlantique pour leur généreuse initiative.

Le fourneau de la Compagnie Transatlantique, situé à la rue Sainte-Pauline, non loin du siège de la direction et des bureaux, fut ouvert du 22 juillet au 8 septembre.

Voici en quelques termes, notre excellent ami M. B. Fournier, rédacteur du *Sémaphore*, en a apprécié les résultats dans le numéro de ce journal en date du 10 septembre : « Créé dans un moment où tous les services de la Compagnie se trouvaient en quelque sorte suspendus, par suite des quarantaines, ce fourneau répondait à un besoin réel puisqu'il permettait de secourir tous les ouvriers que l'interruption de travail condamnait au chômage. Organisé spécialement pour les ouvriers de la Compagnie, nul n'était admis au guichet s'il n'était porteur d'un bon visé par un des chefs de service. Pendant toute sa durée, il n'y a eu aucune réclamation et les distributions s'y sont toujours faites avec ordre et régularité.

« Vers la fin du mois d'août, le travail ayant repris plus d'activité dans les différents services, la Compagnie Transatlantique a réduit graduellement le nombre des rationnaires en supprimant tous ceux qui avaient repris leur emploi. Le 8 septembre, le nombre des secourus qui pendant les mois de juillet et août, était d'environ quatre cents par jour est descendu à soixante environ. La fermeture du fourneau a alors été décidée.

« Du 22 juillet au 8 septembre, il a été délivré 16,469 rations dont le prix moyen peut être évalué à quarante centimes. »

Les sacrifices que la Compagnie Transatlantique à su s'imposer en ces tristes circonstances lui font le plus grand honneur ; il est à souhaiter qu'en cas de besoin son exemple soit suivi et trouve de nombreux imitateurs.

Quant à l'établissement créé par Mme Noilly-Prat, cette femme de bien dont l'inépuisable charité s'étend à toutes les misères, il fut établi sous le patronage de M. le curé Guiol et avec le concours des dames religieuses de Saint-Vincent-de-Paul, dans le local de la Petite-Œuvre, à la rue des Princes. Ce fourneau, inauguré le 14 juillet et entretenu avec les ressources seules de sa créatrice, continua à fonctionner jusqu'au 14 septembre. Pendant ces deux mois, 58,580 rations furent distribuées.

Une heureuse modification apportée par Mme Prat dans le fonctionnement de son institution, avait été de ne faire délivrer aucune consommation sur place ; les rations étaient distribuées, au guichet, aux personnes nécessiteuses, en échange de cartes délivrées à cet effet et presque toujours en pleine connaissance de cause. De cette façon, les abus inhérents aux fourneaux municipaux n'existèrent pas ou, du moins, ne se produisirent que bien rarement à la rue des Princes.

Mais bornons à ces quelques indications sommaires les

renseignements qui, à titre d'exemple, nous ont paru indispensables sur l'œuvre de Mme Prat. Peut-être même en avons-nous déjà trop dit, car nous savons que la fondatrice du « fourneau charitable », plus riche encore par le cœur que par la fortune, joint à toutes ses autres qualités celle de laisser ignorer de sa main gauche ce que donne sa main droite. Au nom de tous les pauvres qu'elle a secourus, nous lui disons : Merci ! au nom de tous ses employés, vis-à-vis desquels elle s'est montrée, durant l'épidémie, d'une bonté presque maternelle, nous ajoutons : Reconnaissance !

XVII

Commission Municipale de Secours aux Victimes du Choléra.

La Commission Municipale de secours fut créée par délibération du Conseil Municipal en date du 10 juillet 1884. Elle eut pour but de recueillir tous les fonds versés en faveur des victimes du choléra et de les distribuer, au fur et à mesure des besoins, de la manière la plus sage et la plus équitable.

Cette Commission fut composée de MM. J. Moulin, président ; Nugue, secrétaire ; Girard-Cornillon, trésorier ; Arghalier, Conseiller municipal ; Catta, Conseiller municipal ; Cohen, Conseiller municipal ; Gras, Conseiller municipal ; B. Fournier, rédacteur du *Sémaphore ;* Peloux, du *Petit Marseillais ;* Palliès, du *Petit Provençal ;* Lepeytre, du *Journal de Marseille ;* Audibert, du *Radical ;* Allard, de l'Agence Havas ; Numa-Montel, vice-président du Syndicat de la Presse. Elle comprend, en outre, à titre de membres honoraires : M. le Maire de Marseille ; M. le Préfet des Bouches-du-Rône ; M. le Général, commandant en chef le XVme Corps d'Armée ; Mgr l'Evêque de Marseille ;

l'Archimandrite Grec ; M. le Président du Consistoire ré-
formé ; M. le grand Rabbin ; M. le Président de la Chambre
de Commerce.

Ainsi constituée, la Commission Municipale de Secours
se mit immédiatement à l'œuvre et ne tarda pas à recevoir
de généreuses offrandes. En même temps, elle adressa des
listes de souscriptions à un grand nombre de personnes
charitables, en vue de multiplier les versements et de les
rendre plus faciles.

Pour tant de malheureux secourus, nous adressons ici
les remercîments les plus sincères à tous les donateurs,
sans distinction, qu'ils soient princes ou simples ouvriers,
riches ou pauvres, à tous ceux qui sont venus sponta-
nément apporter leur offrande au soulagement de si
poignantes misères !

Dès lors, les secours pécuniaires furent constamment
distribués aux familles nécessiteuses atteintes par l'épidémie. Afin même d'éviter des lenteurs qui eussent été
souvent préjudiciables, la Commission fit publier par voie
de journaux et d'affiches une circulaire, dont le but était de
faire connaître les différentes indications que devaient
contenir les demandes de secours ; elle annonçait, de plus,
que ces secours pouvaient être attribués :

1° Aux victimes du choléra par suite de décès ou de maladie ;

2° Aux personnes nécessiteuses par privation de travail
résultant de l'épidémie.

Mais, comme la Commission ne voulait procéder dans
ses opérations qu'avec une parfaite connaissance de cause
et surtout avec une minutieuse régularité, elle fit dresser
des feuilles spéciales, qui contenaient un numéro d'ordre,
les noms, prénoms, et domicile des demandeurs, la date de
la demande, le nom de la personne qui avait fait l'instruction et, enfin, le montant du secours accordé.

Par ce système, aucune erreur n'était possible et les actes de la commission mentionnés jour par jour, heure par heure, pouvaient aisément se contrôler.

Que d'infortunes furent ainsi soulagées en peu de temps! Que de familles qui, pendant les jours néfastes, ne durent leur existence qu'à la charité publique ! En veut-on un exemple ? — Vers la fin du mois de juillet, nous fûmes successivement appelés, plusieurs de mes collègues et moi, étant de service au bureau de secours de la mairie, auprès d'une pauvre famille dont la situation particulièrement triste et intéressante vous déchirait l'âme. Cette famille se composait de trois personnes : le père, poitrinaire au dernier degré et alité depuis plus d'un mois ; la mère, enceinte et à terme, et un enfant de cinq ans, en proie à une attaque de choléra des plus graves.

Comme complément du tableau, pas la moindre ressource, le dénuement le plus complet et, croyons-nous, le plus immérité.

S'imagine-t-on que la misère et la maladie puissent vous enlacer dans une étreinte plus horrible ?... Nous avons vu sans doute, dans le cours de cette épidémie, de bien pénibles situations, mais aucune, nous devons l'avouer, aussi poignante que celle-ci.

Deux jours après notre première visite, le pauvre petit cholérique avait succombé ; mais, à côté de son cercueil, se trouvait déjà le berceau d'un nouveau petit être auquel la malheureuse mère venait de donner le jour.

La Commission municipale de secours et quelques personnes charitables immédiatement informées, avisèrent sans retard et, si elles ne purent conjurer la maladie, elles conjurèrent du moins les horreurs de la faim. —

Cet exemple, un des plus tristes que nous puissions citer, n'a pas été le seul, hélas ! C'est par centaines qu'on pourrait énumérer ici les cas, où l'intervention seule de la commission municipale de secours sauva de la faim bien des malheureux !

Mais là ne devait pas se borner le rôle de cette institution bienfaisante. — Nous étions à la période intense de l'épidémie, lorsque fut modifié, nous l'avons déjà dit, le premier arrêté du maire relatif à la désinfection des objets qui avaient appartenu à des cholériques. Cette désinfection, en effet, ayant paru insuffisante, devait être remplacée désormais par l'incinération.

La commission municipale de secours, pénétrée de l'importance de cette mesure, eut l'heureuse inspiration, pour la faire plus aisément accepter du public et surtout du public indigent, de prendre à sa charge le remboursement de tous les objets détruits. Il n'en fallut pas davantage pour vaincre toutes les résistances qui, jusqu'alors, avaient été parfois très obstinées, et pour faire adopter d'une manière définitive cet excellent moyen de préservation publique.

Des états semblables à ceux dressés pour les demandes de secours, furent établis pour les demandes de remboursement d'objets incinérés, et on procéda sur ce chapitre avec la même régularité.

Déjà l'épidémie cholérique remontait à plus de deux mois. Avec cette cruauté qui caractérise les plus terribles fléaux, elle avait frappé indistinctement tous les âges, et de nombreux enfants étaient restés sans ressources, privés de leurs soutiens naturels.

Poursuivant ses idées de philanthropie, la Commission municipale ne perdit pas de vue cette catégorie si digne d'intérêt parmi les victimes du choléra, et elle vota aussitôt, pour venir en aide à ces pauvres petits orphelins, la somme de deux cent mille francs.

Enfin, pour terminer l'énumération des actes de cette Commission, si féconde en bonnes œuvres, disons encore que ce fut elle qui se chargea des frais de rapatriement des étrangers indigents.

Au moment où nous écrivons ces lignes (20 octobre 1884), les opérations financières de la Commission municipale de secours aux victimes du choléra, se décomposent ainsi ;

RECETTES

Reçu des souscripteurs français ou étrangers domiciliés en France.............................. F. 575.800

Reçu des souscripteurs étrangers, parmi lesquels le roi et la reine d'Italie, pour la somme de cinq mille francs, et le prince de Galles, pour la somme de mille vingt francs....... .   6.200

Total.... F. 582.000

DÉPENSES

Pour 2.348 demandes de secours.......... F. 143.310
Pour 387 incinérations.................... 32 730
Pour 3.135 demandes de chômage......... 65 525
Pour 149 rapatriements................... 1.600
Bons d'alimentation..... .... 58.000
Remis à M. le Maire pour secours immédiats 7.000
Frais divers............................. 4 200
Réserve pour les orphelins........ .... 200.000

Total.... F. 514.350

Restent donc à répartir soixante-huit mille francs environ (1).

_____

(1) Au 31 octobre, date fixée pour la cloture de la souscription, la totalité des sommes recueillies s'élevait à six cent cinq mille francs environ. Mais, depuis le 20 octobre aussi, époque où fut dressé le bilan que nous venons de reproduire, de nombreux secours ont été encore accordés aux familles des c   ériques, et une somme supplémentaire de soixante mille fr   es a été votée en faveur des orphelins.

Si nous avons insisté avec tous ces détails sur le fonctionnement de la Commission municipale de secours aux victimes du choléra, c'est que nous considérons qu'à côté de ses actes de charité elle a fait œuvre de prophylaxie générale. Sans son intervention en maintes circonstances, l'épidémie cholérique, nous en avons la conviction, eût fait de bien plus nombreuses victimes. A ce titre, chacun de ses membres a droit à la reconnaissance publique.

XVIII

Des bons d'alimentation.

Le huit septembre, lorsque, par suite de la décroissance de l'épidémie, les fourneaux économiques fermèrent leurs portes au public, il était à craindre que cette situation nouvelle faite à la classe indigente n'occasionnât de graves inconvénients. Pour y obvier, M. G. Velten, délégué du Bureau de bienfaisance, proposa à ses collègues la création de bons alimentaires et leur distribution par la voie de dix-huit comités de secours, correspondant aux dix-huit sections électorales de la ville.

Cette proposition acceptée fut aussitôt mise en pratique.

Voici, à ce sujet, le passage du rapport adressé ces jours derniers par M. G. Velten à M. le préfet « sur l'emploi des trois cent mille francs alloués par le gouvernement » où, il est question de la création de ces bons, de leur mode de distribution et des ressources en réserve pour en garantir l'émission.

Du 13 juillet au 8 septembre, les dépense occasionnées par les fourneaux économiques et incombant au Bureau de bienfaisance peuvent être évaluées à cent cinquante mille francs environ.

Mais, par suite de l'épidémie, notre administration s'est vue privée successivement de ses ressources habituelles : la fermeture des spectacles, des cafés-concerts et l'interdiction de la foire Saint-Lazare — qui nous rapportait environ 12,000 francs de droits des pauvres — ont produit une diminution considérable dans nos revenus. Pour équilibrer notre budget et pouvoir continuer les secours ordinaires aux indigents, nous avons été obligés de voter un crédit de 40,000 francs en faveur de notre œuvre, sur les 300,000 francs que le Gouvernement a bien voulu nous confier. Il restait donc disponible la somme de 110,000 francs.

La suppression des fourneaux ayant été fixée au 8 septembre, il m'a paru urgent d'organiser à l'avance un nouveau mode de distribution, afin de ne pas laisser sans secours, du jour au lendemain, les malheureux qui trouvaient leur subsistance aux fourneaux.

Je me suis arrêté à la création de bons alimentaires et j'ai proposé à mes collègues d'employer à cet usage les fonds encore disponibles. J'eus l'idée de fonder 18 comités de secours, soit un comité dans chaque section de la ville; chaque comité devant être présidé par les deux conseillers municipaux de la section, aidés par des hommes dévoués qu'ils choisiraient eux-mêmes dans leurs quartiers respectifs et qui feraient les enquêtes nécessitées par les nombreuses demandes de secours qu'on leur adresserait certainement.

Ma proposition fut adoptée et, grâce à cette organisation, les 18 comités ont pu fonctionner dans les différents quartiers de la ville, le lendemain même de la suppresssion des fourneaux.

Trois mille bons de 0,20 c. sont alloués par semaine à chaque comité, ce qui fait un total de 54 mille bons par semaine et de 216 mille bons par mois, ce qui représente une dépense de 43,200 fr. par mois. Sept mille sept cent dix-huit malheureux reçoivent journellement un bon alimentaire, tandis qu'il en est accordé plusieurs aux familles nombreuses.

La répartition ainsi faite nous permettra de venir en aide à notre population jusqu'au 15 novembre prochain. Faudra-t-il à cette époque, où les besoins de secours se font le plus sentir, supprimer notre œuvre philanthropique à laquelle se consacrent tant de citoyens dévoués ? A mon avis, il serait, au contraire, de toute nécessité de continuer les secours, ainsi répartis, pendant toute la durée de l'hiver.

A cet effet, j'ai l'honneur de vous prier, Monsieur le Préfet, d'appeler l'attention de M. le Ministre de l'intérieur sur la situation exceptionnelle qui nous est faite par l'épidémie que nous venons de traverser, en lui demandant de vouloir bien favoriser notre Bureau de bienfaisance d'une somme supplémentaire de 125,000 francs. Ce secours nous est absolument indispensable pour venir en aide aux infortunes de notre ville.

Unissant nos vœux à ceux de M. le Président de la commision départementale, nous osons espérer que le gouvernement qui, en toutes circonstances, se montre si soucieux d'aider au soulagement des classes indigentes, ne refusera pas le secours que sollicite notre Bureau de bienfaisance. En vue d'une épidémie possible pour l'année prochaine, ce sera même une mesure indispensable de prophylaxie générale que de pourvoir d'une manière suffisante à l'alimentation du pauvre. (1)

Ce chapitre des bons d'alimentation ne serait pas complet si nous ne disions ici que ce fut encore une des préoccupations premières de la commission municipale de secours de distribuer par ce moyen une partie des fonds dont elle disposait. N'avons-nous pas vu, en effet, dans le bilan que nous avons dressé relativement aux opérations de cette commission, figurer, pour une somme de cinquante-huit mille francs, l'article qui concerne ce genre de secours ?

Maintenant que l'épidémie touche à sa fin et que, par conséquent, les dépenses directes occasionnées par la maladie vont diminuer dans des proportions sensibles, ce serait peut-être un excellent moyen d'employer les soixante-dix mille francs restant, dans la caisse de la commission, que de les consacrer à la distribution exclusive de bons alimentaires. Cette œuvre, en ce cas, serait parallèle à celle du Bureau de bienfaisance ; et, tandis que les bons de cet établissement s'adresseraient à tous les indigents sans distinction, ce qui est le propre de son fonctionnement, ceux de la commission municipale de secours

_____

(1) Nous apprenons, au dernier moment, que, sur les instances réitérées de l'honorable M. Velten, le Gouvernement vient d'accorder au Bureau de bienfaisance de Marseille une subvention supplémentaire de cinquante mille francs.

seraient affectés plus spécialement aux victimes du choléra et du chômage.

Peut-être ainsi, c'est-à-dire grâce aux nouveaux fonds alloués par le Gouvernement, grâce à la somme disponible de la commission municipale, et grâce aussi aux dons généreux qui ne manqueront pas de se produire encore, pourrait être conjurée cette crise de privations et de misère que nous prévoyons terrible pour l'hiver qui commence. Si le travail se restreint, si la main-d'œuvre diminue, si les chantiers sont insuffisants, c'est à ceux qui possèdent qu'appartient le soin de garantir au moins de la faim les déshérités de la fortune. La protection alimentaire, plus que toute autre protection, est de salut public.

XIX

Désinfection des voyageurs dans les gares de chemins de fer.

L'Académie de médecine de Paris, dans sa séance du 14 juillet 1881, a proclamé que les quarantaines terrestres sont impraticables et que les systèmes de désinfection imposés aux voyageurs et appliqués à leurs bagages, dans les gares de chemins de fer, n'offrent qu'une garantie illusoire.

Sans avoir la prétention de combattre les conclusions de la savante académie, et tout en repoussant comme puériles les mesures mises en pratique dans ces derniers temps, nous persistons à croire que la désinfection des voyageurs, comme le passage à l'étuve de leurs bagages, seraient d'excellents moyens de prophylaxie publique, s'ils pouvaient être mis en pratique d'une manière complète. Il y a là évidemment une étude sérieuse à faire, et nous ne doutons pas que l'épidémie de 1884 ne provoque à ce sujet les recherches des hommes compétents.

Ne serait-elle pas, en effet, la mesure prophylactique par excellence, celle qui empêcherait le transport à distance du principe contagieux ?... Vienne le jour où ce moyen de préservation reposera sur des données positives, et le choléra, limité dans son action meurtrière, cessera de compter parmi les plus grandes calamités qui frappent l'espèce humaine.

Quoiqu'il en soit, nous pensons, au sujet de cette désinfection des voyageurs et des bagages, qu'il y a beaucoup à attendre, pour l'avenir, de l'action de l'acide sulfureux. Que cet acide soit produit par la simple combustion du soufre ou du sulfure de carbone, ou qu'il soit employé liquide, suivant le procédé de M. Raoul Pictet, il est, ne l'oublions pas, d'après les expériences de MM. Dujardin-Beaumetz, Pasteur et Roux, le désinfectant par excellence.

La pénétration considérable de l'acide sulfureux, la facilité de son application et son emploi rendu aujourd'hui inoffensif, soit par l'appareil-brûleur Ckiandi, soit par les siphons Pictet, sont autant de qualités qui le recommandent en première ligne à nos recherches. Par analogie, du reste, il n'est pas illogique de supposer qu'un agent qui a rendu de si grands services dans les maladies du règne végétal, puisse un jour agir avec efficacité contre la propagation d'un mal qui, bien qu'inhérent à l'espèce humaine, procède peut-être de causes identiques.

XX

Du retour des émigrés dans les villes atteintes par le choléra.

Dans toutes les épidémies de choléra, on a remarqué que l'époque de rentrée de émigrés provoquait une recrudescence de la maladie, recrudescence à laquelle ils payaient eux-mêmes le plus large tribut. On comprend, en effet, que les personnes qui se sont soustraites pendant un temps plus ou moins long à l'influence épidémique et qui viennent s'y exposer tout à coup, soient beaucoup plus aptes à subir cette influence que celles qui n'ont jamais quitté le milieu infecté. Or donc, la date de rentrée, dans les villes contaminées, est une question grave à résoudre.

Pour notre part, s'il fallait fixer en deux mots le moment précis où ces retours doivent s'effectuer prudemment, nous n'hésiterions pas à indiquer la même date que celle que nous avons assignée pour la cessation de l'affichage du nombre des décès, c'est-à-dire huit jours après le dernier cas de mort cholérique constaté. Ce terme est, en effet, celui qui nous paraît le mieux déterminer la fin de l'épidémie.

Toutefois, comme parmi les personnes qui s'éloignent des centres infectés, il y en a beaucoup qui, pour des motifs différents, ne peuvent pas prolonger aussi longtemps leur absence, il importe de préciser les précautions hygiéniques qu'elles ont à prendre avant leur retour.

Ces précautions, dont tout émigré doit se faire un devoir de conscience, aussi bien dans son propre intérêt que dans l'intérêt de ses concitoyens, peuvent se résumer en quelques lignes. Nous les formulons ainsi :

CONDITIONS GÉNÉRALES ET MODE DE RETOUR.

1° En aucun cas, ne revenir dans une ville atteinte par l'épidémie cholérique, si on n'est pas en parfait état de santé, et, surtout, si toutes les fonctions gastro-intestinales ne s'accomplissent pas d'une manière irréprochable ;

2° Autant que possible, ne pas revenir directement dans la ville contaminée, mais faire un séjour de quarante-huit heures, au moins, dans une cité voisine et indemne.

HYGIÈNE DES LOGEMENTS.

3° Faire ouvrir, quelques jours à l'avance et pendant plusieurs heures chaque jour, par des parents, des amis ou des personnes de confiance, qui n'ont pas quitté le foyer de l'épidémie, les appartements qui sont restés fermés depuis longtemps et les faire balayer avec le plus grand soin ;

4° Déposer les tapis et tentures et les battre très vigoureusement ;

5° Brosser les murs des appartements ou au moins les épousseter avec soin ;

6° Laver les sols ou les parquets, avec une solution composée de cinquante grammes de sel de soude (vulgairement et improprement appelé potasse), dans un litre d'eau. Préparer dans ces proportions une quantité suffisante de liquide pour faire un lavage à fond ;

7° Le soir, après avoir fermé les appartements, faire brûler dans chaque pièce, sur une plaque de métal, et mieux, dans une chaufferette, cinquante grammes de soufre ;

8° Allumer tous les jours du feu dans les cheminées ;

9° Placer, dans les recoins, des récipients contenant : cent grammes de chlorure de chaux, cinq grammes d'acide borique et une quantité d'eau suffisante pour former une bouillie épaisse ;

10° Nettoyer avec une attention minutieuse les caisses à eau ;

11° Passer à une lessive bouillante les vaisselles et les vases culinaires ;

12° Désinfecter les lieux d'aisance, les éviers, les plombs, les conduites des eaux ménagères, etc., soit avec la solution de soude caustique sursaturée de goudron, dont nous avons donné la formule dans un des chapitres précédents, soit avec une solution de sulfate de cuivre ou de chlorure de zinc, à la dose de cinquante gr. pour un litre d'eau ;

13° Détruire par le feu toutes matières susceptibles de devenir une cause d'insalubrité.

HYGIÈNE PERSONNELLE.

14° Éviter tous les excès, et surtout les excès de table ;

15° Ne pas boire dans l'intervalle des repas ;

16° Pendant quelques jours, s'abstenir de fruits et de crûdités ;

17° Faire usage, aux repas, d'eaux minérales légères mélangées avec le vin ;

18° Éviter tout refroidissement et, dans ce but, porter une ceinture de flanelle ou de laine ;

19° Ne pas faire abus de liqueurs alcooliques ;

20° Enfin, ne pas s'exposer à l'air humide du matin ou du soir.

L'expérience a démontré que l'observation rigoureuse de ces règles d'hygiène atténue, dans de notables proportions, le danger des rentrées trop hâtives dans les villes contaminées ; il est donc de l'intérêt de tous de les suivre scrupuleusement. Vouloir s'y soustraire serait un acte de coupable témérité.

XXI

Du Rôle de la Presse pendant l'épidémie cholérique.

Rien n'a été plus diversement apprécié, pendant toute la durée du choléra, que le rôle de la presse ; nous ne croyons pas, pour notre compte, qu'il y en ait eu de plus utile.

Quelques esprits injustes lui reprochent d'avoir aggravé la situation en annonçant trop hâtivement l'apparition et le développement du fléau ; ils cherchent ainsi à la rendre responsable de la panique qui a signalé le début de l'épidémie.

La cause de cette crainte folle réside autre part : elle est, croyons-nous, dans cette fièvre de notre existence sans cesse aux prises avec les difficultés et les besoins que nous nous créons chaque jour et qui, insensiblement, nous entraîne jusqu'à cet énervement moral dans lequel viennent se fondre deux des plus belles facultés de l'homme: la réflexion et le sang-froid; elle est encore dans cette civilisation poussée à l'excès dont le raffinement développe et entretient l'égoïsme, dans cette soif immodérée de conservation personnelle, rendue plus intense par les vices d'une éducation insuffisamment pénétrée de virilité morale, et, enfin, dans l'épouvante qu'a inspirée jusqu'à ce jour aux populations européennes le seul nom du fléau asiatique.

Au surplus, l'exagération ne se rencontre-t-elle pas toujours au fond du caractère humain?... Par elle, rien ne conserve plus sa physionomie vraie; quel que soit le sentiment qui l'inspire, une nouvelle, bonne ou mauvaise, comme la boule de neige, grossit en circulant ; on aime à dramatiser son récit, quelquefois même au détriment de la vérité ; en un mot, on en arrive à dénaturer inconsciemment toutes choses, au point que, porté de bouche en bouche, un accident devient un malheur, un malheur prend les proportions d'un désastre, et ainsi de suite.

En face de telles faiblesses, il est impossible de ne pas regarder comme un bien d'avoir été, par les renseignements exacts de nos journaux, éclairés dès le principe sur la gravité et la marche du mal ; de même, on ne peut que se montrer satisfait d'avoir vu réduire à néant, par les exposés sincères de la situation journalière, ces mille bruits absurdes qu'on colportait à plaisir et sans raison.

Les imprudences et la peur, nous l'avons établi, constituent, d'autre part, des conditions particulièrement favorables au développement de la maladie. Il n'est pas douteux, en effet, que le fléau a porté ses premiers coups sur ceux qui mettaient un ridicule orgueil à braver toutes les lois de l'hygiène ou qui étaient pris d'une frayeur déraisonnable. Dans l'intérêt de tous, combattre ces deux extrêmes devenait une nécessité ; c'est ici que la presse a été d'un puissant secours en ramenant le calme dans les esprits épouvantés outre mesure et en arrêtant, par la narration d'exemples saisissants, ceux qui affectaient de prouver un courage inutile par des forfanteries dont les conséquences ont été souvent funestes.

Combien de préjugés la presse n'a-t-elle pas victorieusement réfutés ?... Certes, nous ne sommes plus au temps où la bêtise humaine attribuait à certains personnages le pouvoir de transporter le mal en bouteille ou de le jeter sur les passants sous forme de poudre ; mais le choléra n'en est pas moins resté une maladie en quelque sorte mystérieuse, qui épouvante l'imagination par son nom seul et par l'ignorance relative dans laquelle on est demeuré au sujet de son origine, de ses causes, de ses modes de contagion et de son traitement. De là, les légendes insensées dont le public a, pendant la première période de l'épidémie, entouré la création et le fonctionnement si utile de l'hôpital du Pharo, et les imputations regrettables auxquelles ont été en butte ceux qui employaient tous leurs efforts et toutes les ressources de leur savoir à combattre le mal.

Par ses statistiques, par ses appréciations justes et modérées, la presse a réhabilité les uns et les autres ; elle a même fini par faire comprendre au public que, somme toute, le choléra, malgré son caractère effrayant, est une maladie dont on guérit souvent, dont on peut se préserver par des précautions faciles, et surtout dont il est possible d'arrêter le développement par une médication à peu près certaine, quand elle est appliquée à temps.

A ces divers titres, la presse a été pour nous un précieux

auxiliaire, et l'on peut dire qu'elle fut la digue qui contint
et ramena dans les limites de la vérité les exagérations
insensées auxquelles l'affolement donnait journellement
naissance ; qu'elle a été une source d'excellents conseils
et un stimulant puissant pour la charité ; qu'elle a étouffé
la voix décourageante des alarmistes ; qu'elle a, par ses
indications sages et raisonnées, évité bien des imprudences
dangereuses et provoqué l'application de mesures utiles.

Enfin, le corps médical lui doit de s'être constamment
élevée avec indignation contre les calomnies dont quelques
égarés payaient son dévouement. Aussi, aurions-nous cru
manquer à notre devoir, en terminant cette partie
de notre étude, si nous avions omis de la remercier,
au nom de tous, du zèle intelligent dont elle n'a cessé de
faire preuve pendant la cruelle période que nous venons
de traverser.

Nous terminons ici l'exposé des mesures de prophylaxie
générale qui ont été employées dans notre ville pour combattre la propagation du choléra. Quelle a été leur influence sur la marche de l'épidémie?... Les sceptiques
affirmeront qu'elles sont restées sans résultat et que le
fléau a fait son cours, malgré elles, comme si aucun de ces
moyens de préservation publique n'avait été mis un usage.
Ce n'est certes point notre avis ; et, sans pouvoir préciser
les proportions qu'aurait peut-être prises l'épidémie, si elle
avait été livrée à elle-même, nous avons la conviction
intime que ses ravages, en ce cas, eussent été infiniment
plus terribles que ceux qu'il nous a été donné de constater.

Parce que le choléra est un mal dont la véritable nature
ne nous est pas encore démontrée dans son ensemble,
parce que ses modes de contagion ne sont pas encore établis sur des principes définitifs, s'ensuit-il qu'il nous con-
vienne d'en subir les coups sans chercher à les prévenir?...

Il serait étrangement coupable, d'après nous, celui qui raisonnerait de la sorte.

Les États, les municipalités ont pour premier devoir de protéger la vie de leurs citoyens. Or, comme il existe, à l'heure actuelle, des indications suffisamment précises sur les moyens qui permettent d'entrer en lutte avec la maladie dont nous nous occupons, ce serait un crime social que de les négliger au moment voulu. Quelle terrible responsabilité on pourrait ainsi encourir!

Marseille a fait, cette année, les plus grands efforts dans la voie de la prophylaxie publique. Son œuvre n'est, certes, pas encore parfaite, mais elle peut, du moins, servir de base à ce qu'il reste à faire. A ce titre, notre cité, nous le disons avec une très vive satisfaction, a bien mérité de l'humanité.

II. — De la prophylaxie privée du choléra

Toute la prophylaxie individuelle du choléra peut se résumer dans les deux lignes qui suivent : En temps d'épidémie, il faut conserver dans ses habitudes tout ce qui est hygiénique, et supprimer tout ce qui ne l'est pas.

Le choléra est une des maladies dont on peut le plus sûrement se préserver ; c'est là un principe qu'il serait bon de ne jamais perdre de vue. Pour cela, il faut, avons-nous déjà dit, opposer à l'élément infectieux une résistance suffisante, c'est-à-dire une vigoureuse constitution, et surtout un fonctionnement gastro-intestinal irréprochable ; il faut, en un mot, être plus fort que cet élément et ne pas lui donner prise.

Par suite, toute cause susceptible de fortifier l'organisme, de régulariser les fonctions digestives, constitue un obstacle au développement du choléra, et, au contraire, toute cause de débilitation, même accidentelle, comme une émotion vive, le plus petit excès, une mauvaise digestion, lui offre un terrain favorable.

Ces principes admis, examinons rapidement les diverses précautions que chacun doit prendre, en vue de sa conservation personnelle.

I

Alimentation

L'alimentation, en temps d'épidémie cholérique, doit être soignée presque avec excès. Non pas que nous recommandions l'usage des mets rares et recherchés, au contraire ; ce que nous conseillons, c'est de ne manger que des aliments simples, de bonne qualité et, autant que possible, très digestibles. Il faut proscrire de son régime les légumes crus, très indigestes en général ; par contre, les légumes cuits s'allient très bien avec les viandes de bœuf et de mouton, que nous considérons comme devant être consommées de préférence. Contrairement à l'opinion générale, les fruits sains et bien mûrs, qu'on pèlera avec beaucoup de soin, (nous insistons tout particulièrement sur cette précaution (1), et mangés avec modération, ne nous paraissent nullement nuisibles ; nous considérons même leur usage comme à peu près indispensable pour combattre les effets irritants de l'alimentation très substantielle à laquelle on croit prudent de se soumettre.

En aucun cas, toutefois, on ne doit boire de l'eau, et surtout de l'eau glacée, après l'ingestion des fruits. C'est

(1) En général, la peau des fruits, celle des pêches, par exemple, est recouverte d'un duvet admirablement conformé pour retenir les poussières de l'atmosphère. Or, en admettant que le principe cholérique soit en suspension dans l'air, on comprend avec quelle facilité il pourrait se fixer sur cette sorte de trame microscopique. De plus, la peau des fruits, étant généralement pesante à l'estomac, exposerait à de mauvaises digestions.

là une imprudence, on l'a remarqué dans toutes les épidémies de choléra, qui entraine souvent des suites funestes. Dans l'épidémie de cette année, les faits de ce genre, malgré les recommandations si souvent renouvelées, n'ont été malheureusement que trop fréquents, et nous pourrions citer ici de nombreuses victimes qui ont payé de leur vie cet oubli de l'un des principes les plus élémentaires de l'hygiène individuelle.

Ajoutons, d'ailleurs, que pendant toute la durée de l'influence épidémique, on doit se faire une règle rigoureuse de conduite de ne jamais boire de l'eau pure, nous voulons dire de l'eau non coupée.

Pour maintenir en bon état les organes digestifs, une des premières conditions est de ne pas faire des repas trop copieux. Le moindre excès de table est une imprudence grave. « Rappelez-vous, mon cher ami, nous écrivait de Paris, dans le courant de juillet, un de nos maîtres les plus autorisés, M. le docteur E. Langlebert, que tant que vous aurez quelques cas de choléra dans votre ville, vous ne devez pas donner prétexte à une indigestion. » Toute la prophylaxie privée du choléra, ajoutait-il, réside dans ce principe. Nous sommes absolument de cet avis.

Les repas doivent être pris à heures fixes et suffisamment distancés les uns des autres. Il est prudent de ne rien prendre dans leur intervalle, mais seulement de les faire suivre d'une infusion chaude un peu excitante : café, thé, verveine, tilleul, camomille, menthe, etc.

Les alcooliques, très vantés en temps d'épidémie cholérique, ne sont salutaires que pris avec modération et de bonne qualité. Leur abus provoquerait une inflammation intestinale, qui serait plutôt favorable que contraire au développement de la maladie.

Quant aux eaux potables, la question est des plus graves. Acceptant, à ce point de vue, toutes les idées émises par M. le docteur Koch, nous estimons qu'il faut s'en tenir exclusivement à l'usage de l'eau bouillie ou des eaux minérales naturelles. Parmi ces dernières, celles que nous recommandons de préférence sont les eaux gazeuses, les eaux reconstituantes et les eaux légèrement alcalines.

De même, tous les vases culinaires doivent, autant que possible, être lavés avec l'eau bouillie, car, sans cette précaution, la précédente reste fort incomplète.

Il est malheureusement à remarquer que l'eau potable, par le fait de l'ébullition, perd certaines de ses qualités. Privée de l'air qu'elle contient naturellement en dissolution et de différents sels qui se précipitent à l'état insoluble, elle devient lourde et indigeste. Pour obvier jusqu'à un certain point à cet inconvénient, il est bon de ne boucher les récipients qui la contiennent (choisis de préférence avec un large goulot) qu'avec un tampon de ouate, de la projeter dans le verre d'aussi haut que possible, au moment de la boire, et, enfin, pour lui donner plus de sapidité et la rendre moins pesante à l'estomac, d'ajouter dans chaque litre cinquante centigrammes de sel marin et autant de sulfate de soude.

En cas d'impossibilité de se procurer soit de l'eau bouillie, soit de l'eau minérale, l'eau de source, et surtout l'eau jaillissant sur les hauteurs, doit être toujours préférée à l'eau courante. Il est admis, en effet, d'une manière à peu près générale, que celle-ci, qui peut être si facilement souillée, soit directement par des déjections, soit par suite de lavages de linges contaminés, sert souvent et même à de grandes distances, d'agent de transport du choléra. L'eau de puits, toujours exposée à des infiltrations nuisibles, doit également être abandonnée d'une manière absolue.

II

Vêtements. — Ablutions.

Les refroidissements sont parfois une cause d'indigestion. Pour les éviter, il est préférable de délaisser, pendant les années d'épidémie, les vêtements en toile ou en coton, pour ne faire usage que des étoffes en laine. La flanelle a été souvent recommandée avec juste raison.

Pour le même motif aussi, il convient d'éviter l'humidité du soir et de ne pas s'exposer à des changements de température trop brusques.

Les bains tièdes ou même froids, quand on en a l'habitude, d'eau douce ou d'eau de mer, ne sont nullement contre-indiqués et c'est à tort que beaucoup, les croyant nuisibles, s'en abstiennent.

Tous les soins de propreté et les ablutions fréquentes sont, d'ailleurs, plus nécessaires alors qu'à tout autre moment. Une excellente précaution, que nous avons prise pour nous-même, comme nous l'avons conseillée à nos amis, a été de faire usage, en remplacement des eaux de toilette ordinaires, de la préparation suivante :

Bichlorure de mercure.................. 1 gramme.
Eau de Cologne........................ 1 litre.

Cette préparation, employée dans les mêmes proportions, pour les ablutions du visage et celles des mains, que toutes les eaux de toilette ressortant du domaine de la parfumerie, nous semble présenter de grands avantages préservatifs. Nous la recommandons surtout aux personnes appelées à donner leurs soins aux cholériques.

III

De l'Hygiène des Logements

La propreté des logements, en temps d'épidémie cholérique, est une des conditions capitales de la préservation individuelle. Les exemples récents de maisons insalubres et mal tenues, où les décès se sont produits dans des proportions véritablement effrayantes, doivent nous tenir en garde.

Dans plusieurs de nos chapitres précédents, nous avons déja indiqué les mesures à prendre pour assainir nos habitations : nous ne reviendrons donc pas en détail sur ce sujet, ni même sur le but de la commission des logements insalubres. Qu'il nous suffise de rappeler que les précautions de première nécessité sont :

1° De veiller avec une attention minutieuse à ce que toutes les pièces d'un logement soient, chaque jour, balayées avec le plus grand soin ;

2° De faire, une fois par semaine, un lavage à fond des sols ou des parquets avec la solution de sel de soude (potasse) déjà indiquée, ou même avec un simple mélange d'eau de Javelle et d'eau ordinaire, préparé dans les proportions de cinquante grammes d'eau de Javelle pour un litre d'eau ;

3° De recueillir soigneusement toutes les poussières, les balayures et les résidus de tout genre, de les détruire au plus tôt par le feu ou de les placer, en attendant les heures du passage des tombereaux publics, dans des baquets fermés ;

4° De verser, chaque soir, dans les lieux d'aisance, les éviers, les conduites des eaux ménagères, etc., un grand verre soit de notre solution de soude caustique sursaturée de goudron, soit d'une solution de sulfate de cuivre ou de chlorure de zinc, dans la proportion, l'une et l'autre, de cinquante grammes pour un litre d'eau ;

5° De ne garder chez soi aucune de ces vieilleries qui deviennent souvent des causes d'insalubrité, mais de les consacrer, suivant leur nature, à l'alimentation des feux publics ;

6° De placer dans les recoins quelques récipients contenant du chlorure de chaux délayé ;

7° D'aérer chaque pièce plusieurs fois dans la journée, en ayant même le soin, si c'est possible, d'établir quelques courants d'air ;

8° De faire blanchir à la chaux toutes les murailles intérieures tant soit peu sales ou décrépies ;

9° De ne garder chez soi (dans les villes, s'entend) aucun animal domestique ;

10° D'empêcher avec une sévérité extrême, dans les cours des maisons, ces accumulations si fréquentes de matières plus ou moins putrides, qui constituent souvent de véritables foyers d'infection ;

11° Enfin, d'éviter autant que possible et surtout la nuit, les entassements de nombreuses personnes dans la même chambre.

Si toutes ces précautions étaient régulièrement prises par chacun de nous, les épidémies deviendraient infiniment plus rares qu'elles ne le sont, parce que notre préservation propre deviendrait la préservation d'autrui, et réciproquement. Penser qu'il n'en faudrait pas davantage pour toucher de très près à la perfection du système de prophylaxie générale et privée, c'est à la fois un encouragement et une espérance : un encouragement, pour exciter notre bonne volonté individuelle ; une espérance, parce qu'à l'avenir les populations, mieux instruites des premiers principes de l'hygiène, les mettront certainement en pratique sans hésitation et sans résistance. Que ceux qui seraient tentés de les négliger pour eux-mêmes, les observent au moins en vue de l'intérêt commun. Il y a là une loi de réciprocité qui s'impose.

IV

Diarrhée prémonitoire.

La diarrhée prémonitoire est celle qui précède de plusieurs heures, et souvent même de plusieurs jours, le développement du choléra confirmé.

En temps d'épidémie cholérique (et nous revenons avec une insistance toute particulière sur ce fait), toute personne atteinte d'une diarrhée qui dure plus de douze heures, doit se considérer comme un malade grave et agir en conséquence. C'est là une des prescriptions capitales de la prophylaxie individuelle, une de celles qu'il faut avoir toujours présentes à l'esprit.

Dès lors, les soins qu'on a à prendre, en pareil cas, ressortent directement de la thérapeutique, et c'est au médecin qu'il faut avoir recours, si les moyens usuels : sousnitrate de bismuth, laudanum, astringents, etc., ne donnent pas des résultats satisfaisants et immédiats.

Qu'on ne perde pas de vue que, quatre-vingts fois sur cent, la diarrhée prémonitoire peut être enrayée et que ce moyen est le plus sûr, nous ajouterions volontiers le seul vraiment efficace, de se guérir du choléra.

V

Des Médications préventives.

En dehors de l'observation fidèle des principes hygiéniques, on ne connaît jusqu'à présent aucun système thérapeutique vraiment préservatif du choléra.

Les divers **médicaments** recommandés jusqu'à ce jour n'ont pas encore à leur actif des preuves suffisantes pour être signalés comme possédant une efficacité quelconque.

Toutefois, il est de notre devoir de faire connaître ici qu'un certain nombre de médecins de notre ville (et nous sommes de ceux-là), se basant sur les expériences de M. Pasteur, ont, dès le début de l'épidémie, recommandé l'emploi des mercuriaux à l'intérieur.

On sait, d'après les théories du grand savant français, qu'aucun élément microbique ne peut vivre dans une solution composée d'un treize millième de bichlorure de mercure, c'est-à-dire dans une solution composée de un gramme de bichlorure dans treize litres d'eau. D'autre part, comme on est aujourd'hui convaincu de l'innocuité complète de ce médicament pris à petite dose, il était naturel de tenter l'essai de son emploi et de chercher à faire de l'organisme un milieu réfractaire au microbe.

Les formules que nous avons employées pour nous-même et pour plusieurs de nos amis ont été les suivantes :

Liqueur de Van-Swieten....	250 gr.
Eau distillée	200 »
Rhum.................................	50 »

Une cuillerée à bouche à prendre tous les matins avant le déjeuner.

L'autre préparation, dont nous avons fait également usage, a consisté en pilules ainsi composées :

Bichlorure de mercure....... .	0.15 centigrammes
Extrait thébaïque......	0.30 »
Extrait de gentiane.....	q. s.

pour faire trente pilules.

Une pilule à prendre, à la place de la solution précédente, le matin avant le déjeuner ou, si l'on préfère, avant le repas du soir.

Évidemment, nos expériences ne sont point suffisantes,

ni assez nombreuses pour affirmer l'efficacité de cette pratique préventive ; mais, ce qu'il est permis de proclamer, c'est qu'aucune des personnes qui ont suivi ce genre de médication n'a éprouvé d'atteinte grave du fléau.

D'autre part, nous devons ajouter que, parmi les femmes syphilitiques soumises, à l'Hôpital de la Conception, au traitement mercuriel, dix, d'après les statistiques qui nous ont été communiquées par M. le docteur Poucel, ont été atteintes du choléra plus ou moins grave, mais aucune n'a succombé. C'est là un fait qui semblerait au moins démontrer l'influence favorable du mercure sur l'intensité de la maladie. Mais, nous le répétons, les expériences, à ce point de vue, ont besoin d'être renouvelées pour devenir démonstratives. La seule conclusion qu'on puisse raisonnablement tirer, dès aujourd'hui, des observations qui précèdent, c'est que l'emploi du bichlorure de mercure à faible dose, en temps de choléra, n'est pas du tout nuisible.

VI

Conditions morales. — Avantages de l'émigration.

Enfin, il importe de ne jamais oublier que l'état moral a un retentissement considérable sur l'état physique. Par conséquent, on doit, autant que possible, réagir contre cet affolement déraisonnable qui, le plus souvent, ne provient que d'exagérations imaginaires.

La peur, surtout quand il s'agit du choléra, c'est-à-dire de ce mal peut-être plus effrayant encore par son nom que par ses effets, est sans doute un sentiment involontaire et instinctif. Mais que ne réfléchit-on, comme nous le disions dans les premières lignes de ce chapitre, que cette maladie, quelque grave qu'elle soit en elle-même, est aussi une de celles dont on peut le plus facilement et le plus sûrement se garantir par une bonne hygiène.

Il existe dans le public des sortes de légendes qu'on finit par croire vraies à force de s'en faire l'écho ou de les entendre répéter, et qui, relatives aux épidémies antérieures, dont elles grossissent exagérément le nombre des décès, ne contribuent pas peu à jeter l'épouvante, à chaque nouvelle apparition du fléau. *C'est par six ou sept cents victimes chaque jour*, répète-t-on souvent, *que procédait à Marseille*, par exemple, *le choléra de 1835*. Or, veut-on connaître exactement les chiffres officiels des décès produits par les différentes épidémies qui ont successivement frappé notre ville ? — Les voici, tels qu'ils sont en réalité, sans réticence comme sans exagération :

1re — du 9 décembre 1834 au 25 avril 1835... 865 décès
2e — du 3 juillet au 31 octobre 1835......... 2470 »
3e — du 9 juillet au 31 octobre 1837......... 1526 »
4e — du 8 août au 28 novembre 1849........ 2252 »
5e — du 20 juin au 20 novembre 1854........ 3069 »(1)
6e — du 25 août au 6 novembre 1855....... 1328 »
7e — du 27 juin au 27 novembre 1865........ 2037 »
8e — du 5 juillet au 31 octobre 1866 ...... 1097 »
9e — du 26 juin au 28 octobre 1884........ 1784 »

Que de remarques curieuses pourrait nous suggérer ce court exposé!... Ne serait-ce que cette durée à peu près fixe de quatre mois pour chaque épidémie, ce début presque constant aux mêmes époques, et, enfin, ce chiffre de la mortalité totale si peu variable. Mais ce n'est point ici le cas de nous étendre longuement sur ces diverses considérations, quelque intéressantes qu'elles nous paraissent.

Il est une particularité, cependant, sur laquelle nous ne saurions trop insister et qui, sans doute, n'a pas échappé

---

(1) Dans ce chiffre de 3,069, représentant le total de la mortalité produite par l'épidémie de 1854, sont compris 469 décès de militaires qui traversaient Marseille, à l'occasion de la guerre de Crimée.

à ceux qui ont parcouru ce relevé avec attention. Trois fois, en 1835 et 1837, 1854 et 1855, 1865 et 1866, nous voyons l'épidémie cholérique se reproduire consécutivement deux années de suite, sauf dans le premier cas, où a eu lieu une interruption de deux ans. Or, le chiffre total de la mortalité, dans la seconde épidémie, a toujours été très exactement inférieur de moitié à celui de la première. C'est là une constatation en vérité fort rassurante pour l'avenir, mais qui, malgré tout, ne doit pas nous empêcher de prendre pour l'année prochaine, toutes les mesures nécessaires de préservation.

Citons maintenant quelques-unes des journées pendant lesquelles la mortalité a atteint son chiffre maximum :

Le 25 juillet 1835......... 210 décès (1);

---

(1) Au sujet de cette néfaste journée du 25 juillet 1835, qui a donné lieu a tant de commentaires exagérés, voici ce qu'écrivait en 1865, dans le *Courrier de Marseille*, un de nos publicistes les plus distingués, surtout en matière de statistique, notre excellent ami M. Joseph Mathieu :

« A propos des chiffres de décès cholériques, il importe de rectifier une opinion erronée qui s'est maintenue dans la tradition marseillaise, relativement aux plus fortes journées du choléra de juillet à octobre 1835. On disait à cette époque et l'on répète encore, en la rappelant, qu'il y eut dissimulation de la vérité dans le chiffre de 231 (dont 21 ordinaires), donné pour la journée du 25 juillet, moment où le fléau était à son apogée. On motivait ces doutes en ajoutant que, au vu et su de tous, cinq cents cadavres environ avaient été ensevelis pendant un seul des jours néfastes qui terminèrent le mois de juillet. Il y avait du vrai dans ce dernier dire, sauf l'exagération du chiffre de 500 ensevelissements. Ce qu'il y a de certain, c'est que, depuis le 22, un grand nombre de cadavres avaient été laissés dans les maisons; et l'encombrement augmenta jusqu'au 26, jour où fut organisé un enlèvement collectif. Il fut constaté aussi que, au milieu de la confusion générale, plusieurs individus, morts dans la journée du 26, furent portés au cimetière, ce jour-là, avant que leur décès fût déclaré à l'état-civil, attendu qu'on les descendait des maisons pour les déposer sur les tombereaux, à mesure que passaient ces funèbres véhicules. Le nombre de ces décès peut être évalué à 90. On régularisa plus tard les inscriptions. Au demeurant, le détail contesté des chiffres journaliers se confondit dans le chiffre positif du total des morts pour cette période cholérique. — J. MATHIEU. »

Le .... 1849 .... 62 décès.
Le 22 juillet 1854 .... 139 »
Le 15 septembre 1865 ...... 59 »
Le 11 juillet 1884 .... 86 »

Certes, après cette énumération, nous sommes loin de vouloir nier le caractère terriblement meurtrier du choléra ; mais, en vérité, pourquoi en exagérer les effets ; pourquoi, surtout, augmenter, comme à plaisir, le nombre de ses victimes, déjà assez élevé par lui-même?... En face des calamités publiques, le mieux est, pour les accepter avec énergie et résignation, de les envisager de sang-froid sous leur véritable jour, ni grossies, ni atténuées.

Quoi qu'il en soit, cet exposé des épidémies antérieures, que nous avons tenu à établir avec les plus sérieuses garanties de certitude, parce qu'on ne saurait l'avoir trop souvent présent à l'esprit, nous fournit, outre les quelques remarques qu'il nous a déjà inspirées, une observation significative et en quelque sorte encourageante.

Le choléra, depuis sa première invasion, a frappé neuf fois notre cité ; le chiffre total de la mortalité qu'il a produite pendant ces neuf épidémies, c'est-à-dire en cinquante ans, a été de 16,494 décès ; or, ce chiffre n'est-il pas sensiblement inférieur à celui que l'on suppose d'habitude? Ah! si l'on additionnait les décès occasionnés, pendant la même période, par la fièvre typhoïde ou par la variole, quelle différence ne trouverait-on pas en faveur du choléra?

Ces quelques réflexions, qui nous ont paru indispensables pour préciser la véritable puissance meurtrière du choléra, pour définir les limites exactes des dangers auxquels il expose, ne produiront peut-être pas l'effet rassurant que nous nous sommes proposé. Nous le déplorerons d'autant plus, que, d'après nous, l'énergie morale est une des premières conditions de la prophylaxie. Sans elle, en effet, vient bientôt la frayeur, puis l'affolement, le trouble dans les idées et, comme conséquence immédiate et fatale, le trouble aussi dans toutes les fonctions organiques.

Veut-on s'en convaincre?... Il n'y a qu'à esquisser rapidement ici l'état de ces malheureux, certainement plus à plaindre qu'à blâmer, qui, pendant l'épidémie actuelle, se sont laissé envahir par ce déplorable sentiment de la peur poussée à l'excès. — Une fois sous le coup de cette impression de terreur, ils deviennent insensibles à tout raisonnement; leurs facultés se sont obscurcies. Les nuits, dont ils emploient les heures d'insomnie à analyser, centupler, pousser au pire les moindres sensations, sont, pour eux, de longues tortures, sous l'influence desquelles leur corps est tantôt inondé de sueur, tantôt secoué par le frisson. Pas une fois ils ne se couchent sans ressentir des symptômes inquiétants; pas une fois ils ne se lèvent sans se demander avec anxiété si le soir ils seront encore de ce monde. Epiant dans la journée les moindres récits, ne s'arrêtant qu'aux renseignements les plus tristes et les plus invraisemblables, ils les tournent, les retournent, les aggravent, et, sous l'empire de l'idée fixe qui les poursuit, ils découragent, terrorisent tous ceux qui les approchent et n'ont de plaisir à rien, comme si l'existence devait finir pour eux de minute en minute.

Dans leur frayeur, ils exagèrent, en les employant, tous les traitements préventifs préconisés devant eux; ils absorbent sans mesure l'alcool, le camphre, le laudanum, le poivre, le pétrole même. Tout leur est prétexte pour se livrer à cette calcination lente de leurs intestins, parce que, la moindre douleur qu'ils ressentent, la moindre sensation qu'ils éprouvent, comme les bâtons flottants de la fable, prennent des proportions énormes.

Dans de telles conditions, qui donc oserait soutenir que le principe infectieux ne trouve pas tous les éléments physiques favorables à son développement ?

Ceux qui, en temps d'épidémie cholérique, sont dans de semblables dispositions d'esprit, contre lesquelles il leur est impossible de réagir, n'ont qu'un seul parti à prendre. Pour peu qu'ils le puissent, ils doivent fuir au plus vite fuir sans hésitation, car ils sont un danger pour eux-mêmes et pour les autres : pour eux, leur affolement étant une porte ouverte, non-seulement à l'épidémie, mais à toutes les maladies connues, et, pour les autres, parce que la peur est beaucoup plus contagieuse que le choléra, et qu'il est toujours dangereux, pour la tranquillité d'esprit, dont chacun a besoin en pareille circonstance, de vivre en contact avec des gens dont le découragement et la lugubre attitude finissent toujours par exercer sur leur entourage la plus funeste influence. Qu'ils n'hésitent donc pas. Leur fuite a un triple avantage, celui de sauver leur propre existence, de diminuer l'agglomération et de débarrasser la ville contaminée de l'élément le plus dangereux pour elle.

Pour notre honneur cependant, ajoutons que ces « cholériphobes » n'ont été, parmi nous, que la très-minime exception, tandis que l'immense majorité, en faisant vaillamment son devoir, s'est défendue à la fois de toute défaillance physique et morale.

En dehors de ces départs de cause physiologique, pourrions-nous dire, l'émigration des personnes qu'aucune obligation, aucune exigence ne retiennent dans les villes contaminées, constitue, à notre avis, une excellente précaution prophylactique, qu'il est bon d'encourager aussi bien dans l'intérêt de ceux qui s'en vont que de ceux qui restent. Moins grandes seront les agglomérations et moins fortes seront les épidémies.

Telles sont les diverses indications que nous avions à

fournir sur la prophylaxie individuelle. Que chacun de nous les mette rigoureusement en pratique ; c'est le meilleur moyen, pensons-nous, de se garantir des atteintes d'un mal qui, aimant à frapper en traître, choisit le plus souvent ses victimes parmi les poltrons ou les faibles.

CHAPITRE QUATRIÈME

Des diverses Méthodes de Traitement du Choléra

Si la médecine, dans sa lutte contre la plupart des maladies, dispose de médications spéciales, c'est-à-dire d'un ensemble plus ou moins précis, plus ou moins déterminé de ressources thérapeutiques, il n'en est malheureusement pas de même pour le choléra. En effet, les mêmes hésitations qui caractérisent l'étude de cette affection, à ses divers autres points de vue, ne persistent pas moins quand il s'agit de son traitement.

Il serait donc plus que téméraire de notre part de vouloir ici formuler, à l'exclusion de tout autre système, un moyen quelconque de guérir ce terrible mal ; mais là n'est point notre intention.

Comme dans les pages qui précèdent, où nous avons simplement décrit les mesures mises en usage à Marseille, pendant l'épidémie actuelle, pour prévenir la propagation du choléra, de même nous ne voulons, dans ce chapitre, que relater les différents moyens tentés dans notre ville pour le combattre. Désirant même ne pas dévier de la ligne de conduite que nous avons adoptée, dès les premières pages de cette étude, et borner notre rôle à celui de simple narrateur, nous ne ferons le plus souvent que reproduire textuellement, sans réflexion et sans commentaire, les diverses communications qui nous ont été faites. Telle est, croyons-nous, la meilleure voie à suivre dans l'exposé

d'une question douteuse et controversée, comme l'est
encore le traitement du choléra.

I

Médication des Symptômes

Le plus grand nombre de nos confrères, peut-être les
mieux avisés, s'en sont tenus à la médecine des symptômes.
Arrêter la diarrhée, enrayer les vomissements, calmer les
crampes, faire remonter la température, soutenir les
forces, tel a été l'objectif qu'ils ont eu plus particulièrement
en vue. Disons immédiatement que souvent l'effet répondait
au désir et que les différents phénomènes morbides
disparaissaient..... mais, hélas! que de fois sans amener
la guérison.

Voyons cependant les moyens employés :

1° *Diarrhée.* — Contre la diarrhée, avec ou sans coliques,
c'est à l'opium qu'on a eu recours. La préférence, comme
préparation, a été accordée au laudanum de Sydenham ;
comme forme, ce médicament a été administré presque
indistinctement en potion ou en lavement.

C'est ici le cas de faire remarquer que, dans ces journées
terribles où l'emp' ' du laudanum est si considérable, il
n'est pas rare de recevoir des préparations sur le dosage
desquelles on peut difficilement compter.

Il faut flétrir à haute voix ce honteux trafic de la vie
humaine, que des hommes sans conscience et sans cœur
n'hésitent pas à faire, dans un but de vile spéculation.
Aussi, en présence de ces faits, n'avons-nous pas hésité
bien des fois à prescrire ou la teinture thébaïque simple
ou le laudanum de Rousseau, qui moins souvent demandés,
n'avaient à subir autre chose que la préparation phar-
maceutique, la seule sur laquelle on soit en droit de faire
fonds.

Les petits lavements de soixante à cent grammes, avec quatre ou cinq gouttes de laudanum de Sydenham, ont pu assez souvent enrayer la diarrhée ; mais pour produire cet effet, ils ont dû être souvent renouvelés. Nous en avons fait prendre jusqu'à huit dans la même journée.

Nous ne citerons que pour mémoire la série des autres antidiarrhéiques, administrés la plupart avec très peu de succès : tannin, ratanhia, cachou, etc., etc.

2° *Vomissements.*— Tous les moyens connus pour combattre le symptôme "vomissement", ont été mis en œuvre. Voici ceux qui ont paru donner les meilleurs résultats :

L'ipéca a été heureusement pris par les malades tout à fait au début de l'attaque, dans la période qu'on pourrait appeler « période des vomissements prémonitoires ». Plus tard, lorsque les symptômes se compliquaient, ce moyen, devenu impuissant, a été remplacé par les boissons gazeuses, par la glace et les injections hypodermiques de morphine à très haute dose. Chez une jeune femme prise d'une atteinte grave de choléra, avec vomissements incoercibles, nous avons dû pratiquer jusqu'à neuf piqûres de 0,01 centigramme. Nous n'avons pas craint de les faire à court intervalle, les unes à la suite des autres, jusqu'à cessation complète du symptôme, car cette cessation même était notre critérium.

3° *Crampes.* — Tous les liniments excitants ont été employés en frictions contre les crampes, mais ils n'ont pas paru répondre toujours aux résultats attendus.

Il est une forme de crampe, qui a été assez fréquente pendant l'épidémie de 1884 et qui nous a plusieurs fois dérouté. Bon nombre de nos confrères nous ont, d'ailleurs, signalé le même fait. C'est une crampe qui reste limitée aux masses musculaires antérieures de la partie supérieure du thorax ; grand et petit pectoral, masses intercostales et certains groupes de muscles de la ceinture scapulaire y participent. Atteint de cette forme de crampe, le malade voit se doubler sa crise douloureuse d'une immobilisation de la cage thoracique en inspiration exagérée. Le massage nous a été, dans ce cas, d'un grand secours, et l'acétate d'ammoniaque, employé immédiatement après ou concurremment, a eu souvent raison de la dyspnée persistante.

Signalons encore, au point de vue du traitement des crampes douloureuses, les excellents résultats obtenus des injections sous-cutanées de morphine. Ce moyen a été si souvent suivi d'une telle efficacité, qu'il pourrait, à bon droit, être considéré comme spécifique.

4. *Algidité.* — Enfin, il fallait s'attaquer au refroidissement. Frictions excitantes, liniments térébenthinés, applications de sinapismes, enveloppement de linges chauds, et quelquefois emmaillotement dans des couvertures de laine saupoudrées de moutarde, voilà ce que, de préférence, l'on prescrivait à l'extérieur. A l'intérieur, les alcools sous toutes les formes et les excitants diffusibles, acétate d'ammoniaque, éther, etc., etc., étaient donnés à profusion.

La picrotoxine, principe actif de la coque du Levant, et l'esprit concentré de camphre d'Hanhemann ont quelquefois produit de bons effets sous le rapport du relèvement de la température. Nous aurons, du reste, à revenir sur l'un et l'autre de ces médicaments.

5. *Cyanose.* — La cyanose cholérique tient à deux causes : d'une part, à l'altération des éléments constitutifs du sang, mais, plus encore, à la stagnation du liquide sanguin dans les vaisseaux capillaires ; elle n'est donc qu'un phénomène consécutif. Par suite, nous ne pensons pas qu'aucun de nos confrères ait eu l'idée de diriger, en dehors des inhalations d'oxygène, une médication spéciale contre ce symptôme.

Disons toutefois que la cyanose des cholériques a offert un caractère particulier pendant l'épidémie de 1884. Un certain nombre de cholériques, en effet, au lieu de présenter la coloration bleue habituelle aux cyanotiques, présentaient une teinte « brune caractéristique » et assez prononcée pour leur donner l'aspect de véritables mulâtres. Cette constatation, qui a fait dire au public que les cholériques devenaient presque toujours noirs, mérit., croyons-nous, d'être signalée, d'autant mieux que la plupart de nos confrères en ont été frappés comme nous. A quelle cause doit être attribuée cette étrange particularité ? .. C'est là une question que nous adressons aux physiologistes, tout en indiquant certaines conditions particulièrement défavorables de l'hématose.

Si la cyanose n'a provoqué, à notre connaissance, l'intervention d'aucun agent thérapeutique, il ne sera peut-être pas superflu de dire ici quelques mots d'un excellent moyen à employer contre divers troubles de la circulation chez les cholériques.

Dans l'étude rigoureuse d'une attaque de choléra, le devoir du médecin est de ne perdre de vue aucune fonction, aucun organe, même parmi les fonctions et les organes qui, dans la généralité des cas, ne présentent pas d'altération pathologique. C'est ainsi que l'état du cœur chez les cholériques, ne doit jamais être négligé ; la preuve en est que cet organe offre quelquefois des irrégularités multiples. Nous laissons de côté, bien entendu, le bruit de souffle constant, lorsque le sang modifié dans ses éléments passe dans les orifices en y produisant des bruits qui tiennent à sa constitution ; mais, si l'attaque se prolonge, des faux pas ne tardent pas à se produire, puis des intermittences, des soubresauts, et enfin, des dédoublements qui nous semblent provenir d'un défaut de synergie. On sent que le système nerveux de l'organe est épuisé et ne commande plus.

Inquiet de cet état, nous avons songé à l'emploi de la

caféïne, rapidement élevée à de hautes doses, et, plusieurs
fois, à la suite de l'absorption de ce médicament, nous
avons vu le cœur se relever et présider à une meilleure
circulation. Tous nos malades qui ont pris de la caféïne
n'ont pas été guéris, mais nous pouvons affirmer que, chez
tous, le relèvement du cœur, momentané ou définitif, a été
le premier signe de l'amélioration survenue.

Tels ont été, en somme, les moyens les plus ordinairement employés par ceux qui combattaient le symptôme.
Malheureusement, le symptôme supprimé, ce n'était point
encore la guérison certaine !... N'a-t-on pas vu souvent
des malades mourir, alors que chaque symptôme avait été
jugulé à son tour ?

II

Traitement par les anesthésiques.

Certains autres de nos confrères, surtout parmi les plus
jeunes, se souvenant des récentes leçons (1883) du regretté
professeur Augustin Fabre, ce maître si éminent par le
cœur, l'esprit et la science, ont admis en principe, comme
point de départ de leur thérapeutique, qu'une cause générale présidant à l'ensemble des manifestations qui constituent la symptomatologie du choléra, c'est contre cette
cause initiale qu'il faut agir, si l'on veut arriver à des
résultats satisfaisants.

Pour eux encore, cette cause a son siège dans le système
nerveux central ; d'où il résulte que ce système, influencé
et troublé par l'élément cholérique, quel qu'il puisse être,
réagit de telle manière sur l'économie, qu'il entrave, dans
des proportions variables le fonctionnement des divers
organes. Comment se produit cette double action primor-
diale et consécutive ? Quel est l'intermédiaire ?... « Ce sont
là, nous a écrit, à ce sujet, notre distingué confrère, M. le

docteur Boy-Teissier, qui fut l'élève affectionné de M. le professeur Fabre, autant de points obscurs, qui peut-être même resteront encore longtemps dans l'ombre. Mais cependant il faut reconnaître que cette doctrine de notre bien-aimé maître, a quelque chose de plus satisfaisant qu'une simple théorie bien assise. Du reste, les idées thérapeutiques qu'elle fait naître, mises en pratique, ont provoqué plusieurs fois de très heureux résultats.

« Puisque le système nerveux, affecté qu'il est par l'élément infectieux, directement ou indirectement, semble réagir contre cette action, en déterminant un trouble fonctionnel sur la plupart des organes, mettre ce système dans l'impossibilité de subir ce contre-coup, ne serait-ce pas gagner du temps et permettre au principe cholérigène d'épuiser ses forces avant d'avoir produit aucun phénomène morbide ? L'expérience, la vieille expérience, qui a déjà trouvé tant de choses, dont la démonstration scientifique date d'hier ou ne sera donnée que demain, a depuis longtemps montré que les effets sédatifs de l'opium, comme les effets paralysants du froid, au point de vue du symptôme "vomissement", ne se produisent qu'à la suite de l'action ressentie par les centres nerveux.

« Etant donnés ces faits anciens, coordonnés par une théorie qui a au moins quelque vraisemblance, on a tenté, parfois avec succès, d'employer sur une plus vaste échelle les anesthésiants du système nerveux contre le choléra. A cet effet, l'opium, sous toutes ses formes, associé à l'éther, a été ordonné à fortes doses ; le chloroforme, déjà indiqué par Déprés de Saint-Quentin, a été pris à la dose de quatre à cinq grammes en quelques heures ; une fois même, l'inhalation de vapeurs de chloroforme, poussée jusqu'à l'anesthésie complète, a donné en nos mains un succès complet. Disons pourtant que ces faits, quelque bien établis qu'ils soient, sont en trop petit nombre pour autoriser autre chose, en ce moment, qu'une simple mention.»

III

Clinique de la Ville

Trois médicaments particuliers ont été, à notre connaissance, employés par trois de nos confrères dans la clinique de la ville. Ce sont : la picrotoxine, par M. le docteur A. P. Olive; la teinture d'iode, par M. le docteur Fanton; la nitro-glycérine, par M. le docteur Boy-Teissier. Voici les diverses communications que nous avons reçues à ce sujet.

1° Emploi de la Picrotoxine. — « A l'époque de la dernière épidémie cholérique, en 1865, dit M. le docteur Olive, je fus frappé de ces deux faits : d'une part, de la profonde algidité des malades atteints, et, de l'autre côté, de l'inefficacité des remèdes employés pour provoquer la réaction. Dès lors, je me mis à la recherche d'un agent calorigène énergique.

« Parmi les substances susceptibles de relever la température, la picrotoxine, après de nombreuses expériences faites sur les animaux, me sembla présenter le plus de garanties. Je décidai donc de l'employer sur les cholériques ; mais, l'épidémie touchant à sa fin, je ne pus en faire usage que trois fois, mais sur trois personnes atteintes gravement par le fléau. La première était une femme enceinte de huit mois, les deux autres étaient deux hommes d'âge différent. A ma grande surprise, comme à ma grande satisfaction, tous ces malades guérirent très-rapidement.

« J'en étais là de mes essais sur la picrotoxine, lorsque, cette année, mes prévisions se sont changées en une certitude presque complète, en présence des nouveaux faits que j'ai pu observer et des résultats acquis.

« En effet, l'épidémie survenant à Marseille, je me suis fait un devoir de, reprendre immédiatement mes recherches sur cette substance, afin d'en mieux connaître les applications et les effets. Les nombreuses observations que j'ai recueillies et que je compte publier bientôt, démontreront, je l'espère, combien j'étais fondé dans mes espérances.

« Si quelques confrères, qui ont fait usage de la picrotoxine, n'ont pas réussi dans leurs essais, j'ai eu, par contre, la satisfaction d'apprendre que MM. les docteurs Queirel et Jauffret ont obtenu, dans un cas fort grave, des résultats inespérés.

« Pour le moment, je n'entrerai pas dans de plus longues considérations sur l'emploi et sur l'action de la picrotoxine, mais je me bornerai à constater :

« 1° Que ce qui est caractéristique chez les malades soumis à l'action de la picrotoxine, c'est le changement favorable de la physionomie du cholérique, au bout d'une heure ou d'une heure et demie au maximum ;

« 2° Que la chaleur revient presque toujours après ce même temps, huit fois sur dix en moyenne ;

« 3° Que ce relèvement de la température est, en général, persistant ;

« 4° Que les vomissements, les selles et les crampes s'arrêtent d'habitude en même temps que se fait la réaction ;

« 5° Que, dans la moitié des cas, les malades, à la suite de quelques doses de picrotoxine, éprouvent un bien-être général qui succède à leurs angoisses ; (j'ai pu vérifier cet effet sur mon fils atteint du choléra le 14 août, et sur moi-même, dans mon attaque du 20 du même mois).

« 6° Que l'application de ce remède exige les plus grands soins et une surveillance presque continue du médecin, non pas parce qu'il présente des dangers, quand il est ordonné aux doses voulues, mais parce que, mal administré, ou mal préparé, ou d'une provenance douteuse, il peut ne pas donner les résultats sur lesquels on est en droit de compter ;

« Que la picrotoxine doit être donnée, à la dose de un centigramme, dans une potion de cent vingt grammes, par demi-cuillerée à bouche, de quart d'heure en quart d'heure, en ayant soin d'en diminuer progressivement l'emploi à mesure que la réaction se produit ;

« 8° Enfin, que la forme de préparation que j'ai l'habitude d'employer est la potion suivante :

> Picrotoxine...... .... 0.01 centigramme.

Faire dissoudre dans :

> Alcool..... .... 10 grammes.

Et ajouter :

> Sirop de menthe........ .... 20 grammes.
> Eau distillée... 90   »

Il importe de n'employer qu'un produit chimiquement pur. »

2. *Emploi de la teinture d'iode.* — « M. le docteur Maurin et son collaborateur, M. Lange, écrit M. le docteur Fanton, ont établi par leurs recherches faites dès le début de cette épidémie, que le « mucor cholérigène » végète dans tous les milieux humides et qu'il se reproduit aussi bien dans les solutions concentrées d'acide phénique, que dans les solutions au sixième des acides forts (nitrique, sulfurique, chlorhydrique) ; seule, la teinture d'iode en arrête l'évolution sans parvenir à le détruire. Partant de ces données, je pensai comme les deux expérimentateurs, que les nombreux désinfectants employés jusqu'à ce jour étaient absolument inefficaces, tandis que l'iode serait peut-être, sinon l'antidote du choléra, du moins un modificateur puissant de son évolution. Dès lors, l'emploi de la teinture d'iode, à l'intérieur, chez les cholériques, était

i di ué.

« La préparation à laquelle j'ai eu recours, a été la potion composée avec :

Teinture d'iode........	5 gouttes ;
Ether phosphoré..................	15 gouttes ;
Extrait alcoolique de quinquina........	2 grammes ;
Elixir de Garus	100 grammes ;
Essence de badiane..................	5 gouttes ;

« A prendre par cuillerée à café de quart d'heure en quart d'heure, tout en continuant l'emploi des précautions d'usage pour réchauffer les malades.

« J'ai eu l'occasion de constater qu'après l'ingestion de cette potion, pendant une heure, les vomissements diminuent d'abord et s'arrêtent ensuite, la diarrhée cesse, les crampes disparaissent, en un mot tous les symptômes s'amendent peu à peu et, le plus souvent, la guérison s'ensuit.

« Depuis le commencement de septembre jusqu'au quinze octobre, j'ai eu l'occasion d'employer onze fois ce traitement, dans les circonstances suivantes :

« 1° Trois fois dans le courant de la période algide, alors que les selles et les vomissements dataient déjà de plusieurs heures ;

« 2° Quatre fois, au début des symptômes graves, c'està-dire quand, après des selles abondantes, il n'y avait encore qu'un léger refroidissement, quelques crampes légères et des vomissements peu fréquents ;

« 3° Quatre fois, au début même du mal, après quelques selles caractéristiques et quelques frissons.

« Les heureux résultats que j'ai obtenus doivent-ils être attribués à l'efficacité de la médication iodée ou à cette seule circonstance que, l'épidémie étant sur son déclin, le mal avait moins d'intensité et se serait enrayé de luimême ?... C'est ce qu'il m'est impossible d'affirmer, laissant à l'avenir et surtout à des expérimentations nouvelles le soin de décider. »

3° *Emploi de la nitro-glycérine.* — « Il est un moyen de traitement du choléra, dit M. le docteur Boy-Teissier, qui, malheureusement peut-être, n'a été employé que trop tard, puisqu'il a donné chaque fois de bons résultats.

« Dans le cours de l'épidémie que nous venons de traverser, il a été observé bien souvent des cas de réactions franches en apparence, qui étaient sujettes à des chutes répétées. Une première fois, cette réaction se faisait bien, la chaleur revenait ; on croyait le malade sauvé. Mais, après quelques heures, sans cause appréciable, la respiration et la circulation, qui s'étaient parfaitement rétablies, se troublaient à nouveau et l'algidité recommençait. Ainsi pouvait se reproduire trois ou quatre fois cette série de symptômes, avant d'emporter le malade. Un signe existait seul, révélant l'inconstance du mieux, nous voulons parler du refroidissement persistant de la langue, quelle que fût la température élevée du corps.

« C'est contre ces états toujours dangereux, dont rien ne pouvait avoir raison, que nous avons eu l'idée d'essayer la nitro-glycérine, espérant quelque chose de ses effets sur les centres nerveux et, par là, une action énergique sur toutes les fonctions organiques.

« Les résultats les plus satisfaisants se sont produits trois, quatre et six heures après l'administration de la nitro-glycérine, dans les trois observations qu'il nous a été donné de recueillir.

« La préparation à laquelle nous avons eu recours dans ces trois observations, a été la potion suivante :

« Solution alcoolique de :

Nitro-glycérine à 2 0/0............	10 gouttes
Eau distillée........................	100 grammes

« A prendre par cuillerée à café d'heure en heure jusqu'à effet. »

A ces trois médicaments spéciaux, nous eussions peut-être dû en ajouter un quatrième, la chlorodyne (1), qui forme, dit-on, la base du traitement anti-cholérique à Calcutta. Malheureusement, il nous a été impossible de nous procurer des indications suffisamment précises sur les effets produits par ce remède, dans les cas assez rares d'ailleurs, où il a été employé.

IV

Clinique de l'Hôpital du Pharo

Divers systèmes de traitement du choléra furent institués, dès le début de l'épidémie, à l'hôpital du Pharo.

Les résultats statistiques définitifs ne pourront être établis que dans un rapport d'ensemble, dont l'élaboration nécessite un travail lent et minutieux. Toutefois, sans rien préjuger de cette grave question, nous pouvons dire, dès aujourd'hui, d'une manière générale, que toutes les médications qui ont été tentées au Pharo, en dehors de la médication classique des symptômes, n'ont donné que des résultats peu satisfaisants.

Les injections hypodermiques d'éther, d'eau salée ; les injections intra-veineuses de sérum artificiel, d'eau pure ;

---

(1) Chlorodyne. — Produit composé de :

Chloroforme..	30	parties
Ether sulfurique.	20	»
Acide perchlorique...................	30	»
Alcoolé de cannabis indica	30	»
Mélasse	200	»
Alcoolé de capsicum annuum...	30	»
Morphine......................	10	»
Acide cyanhydrique médicinal à 1/50	10	»
Essence de menthe..	50	»

Faire dissoudre la morphine dans l'acide perchlorique.

(J. Collis Browne).

les médications à base de bichlorure de mercure, de picrotoxine, d'eau oxygénée, d'oxygène et d'ozone, n'ont point
paru, en effet, produire une action favorable.

1° Après ces différents essais infructueux, la médication
adoptée par notre excellent ami M. le docteur Trastour, ce
clinicien si distingué, dont la modestie égale le talent, a
été "la thérapeutique des indications". Du reste, voici
comment, dans son rapport adressé, en sa qualité de médecin en chef du premier service du Pharo, à MM. les membres de la commission administrative des hôpitaux, M. le
docteur Trastour expose les diverses méthodes de traitement employés dans son service :

« Les méthodes de traitement employées dans mon
service, à l'hôpital du Pharo, ont naturellement varié selon
que les malades arrivaient à la période de début ou à la
période algide, ou encore à la période de réaction.

« Le nombre des malades apportés à l'hôpital à la période
de début a été excessivement restreint, surtout au commencement de l'épidémie. Presque tous d'ailleurs ont guéri.
Le traitement a consisté à arrêter la diarrhée et les vomissements, au moyen de l'opium à doses plus ou moins éle-
vées, suivant les cas (quinze à trente gouttes de laudanum)
et des boissons alcoolisées chaudes. En même temps, on en-
tourait le corps des malades de bouillottes d'eau chaude et
on le recouvrait avec des couvertures de laine. Dans le
cas où les crampes se reproduisaient à cette période, on
pratiquait des frictions énergiques sur les membres avec
des flanelles imbibées d'essence de térébenthine.

« Mais l'immense majorité des malades entrés dans mon
service y ont été apportés dans la période d'algidité la plus
accentuée. Ici, les méthodes de traitement ont beaucoup
plus varié. Au début, et sous l'impression des idées Pastoriennes, j'ai employé une médication anti-microbique chez
quatre malades très-graves. Elle consistait à leur faire

ingérer dans les vingt-quatre heures un litre de tisane de riz dans laquelle on avait fait dissoudre cinq centigrammes de bichlorure de mercure. Les quatre malades ayant succombé, la tentative n'a pas été renouvelée. Tout récemment, et toujours dans le même ordre d'idées, j'ai soumis quelques malades à la médication par l'eau oxygénée en potions et en lavements ; je dois avouer que le succès n'a pas répondu davantage à mon attente.

« Le souvenir du malade agonisant de Lorain, ramené presque miraculeusement à la vie par une injection de 400 grammes d'eau dans les veines, m'a engagé à pratiquer cette même opération chez deux cholériques dont l'asphyxie était imminente, et en me plaçant dans les mêmes conditions que s'était placé le professeur Lorain. Un troisième malade a, dernièrement encore, subi la même opération, dans laquelle l'eau ordinaire a été remplacée par le sérum artificiel recommandé par M. le professeur Hayem. Ces trois malades ont succombé.

« J'arrive à la médication excitante. C'est celle qui a fourni et qui fournira pendant longtemps encore le plus grand nombre de succès. L'acétate d'ammoniaque et l'éther associés ou non au laudanum, selon l'abondance plus ou moins grande des évacuations pendant la période algide, doivent constituer la base du traitement à cette période. Comme adjuvants, les boissons gazeuses et la glace ; les boissons alcooliques ; les frictions sur tout le corps et principalement sur les membres, avec des flanelles arrosées d'essence de térébenthine. Lorsque les crampes sont très-douloureuses et que les frictions ne parviennent pas à les calmer, je me suis très bien trouvé d'une injection hypodermique à chaque jambe avec 1|2 centigramme de chlorhydrate de morphine. Le même moyen a été très utile dans un certain nombre de cas où une injection, appliquée au creux épigastrique, calmait des douleurs très vives siégeant à cette région et s'accompagnant de vomissements continus ou d'un hoquet très pénible.

« Comme adjuvant du traitement interne à la période algide du choléra, j'ai fait faire des inhalations d'oxygène chez un certain nombre de malades qui se trouvaient dans un état voisin de l'asphyxie. Ce moyen a paru, momentanément au moins, favoriser les fonctions de l'hématose, et ceux même de ces malades qui ont succombé semblaient pour un instant revenir à la vie. En somme, ces inhalations d'oxygène, employées concurremment avec les excitants internes, constituent un agent d'une grande utilité, lorsque la cyanose commence à se produire.

« Un certain nombre de malades franchissent heureusement les périls de la période algide et arrivent à faire la réaction. Mais alors tout danger n'a pas cessé pour eux et ils traversent encore différentes phases qui portent le nom de période typhoïde. Cet état peut se présenter sous deux formes différentes : la forme adynamique et la forme ataxo-adynamique.

« Dans la première, j'ai ordonné les reconstituants : quinquina, alcool, café, vin de Bordeaux, etc. ; dans la seconde, les lotions froides vinaigrées, toutes les fois que la température atteignait 38 degrés. A ce moyen puissant, j'ajoutais, bien entendu, les reconstituants internes.

« Enfin, dans cette période, il arrive bien souvent que les malades conservent une diarrhée opiniâtre ; le moyen qui m'a le mieux réussi dans ce cas et que je ne saurais trop recommmander, consiste à faire prendre deux lavements par jour avec 2 grammes d'extrait de ratanhia chacun. Six malades que je considérais comme voués à une mort certaine, à cause de la fréquence et de l'abondance de leurs selles, ont dû leur salut à l'emploi de cette médication.

« En résumé, la science n'ayant jusqu'à présent découvert aucun spécifique à opposer au choléra, la thérapeutique qui fournira les meilleurs résultats dans le traitement de cette redoutable affection est celle qu'on est convenu d'appeler la thérapeutique des indications. C'est la médecine traditionnelle, c'est celle à laquelle il faut toujours revenir, lorsqu'on s'en est quelquefois écarté sous l'influence d'idées préconçues ou de théories plus ou moins exactes. »

Cette appréciation si nette et si franche des moyens thérapeutiques, malheureusement insuffisants, dont la médecine dispose de nos jours pour lutter contre le choléra, indique, mieux que tout ce que nous pourrions ajouter, avec quelle sage prudence, quel judicieux discernement, quels soins éclairés. M. le docteur Trastour a dirigé son important service du Pharo. En lui assignant le premier poste de combat, en le plaçant en sentinelle avancée dans la lutte contre le terrible fléau, la Commission administrative et la Société médico-chirurgicale des hôpitaux ne pouvaient être mieux inspirées.

2° Le 16 juillet, le nombre des malades cholériques transportés au Pharo augmentant dans des proportions considérables, il devint nécessaire de créer un second service; c'est à M. le docteur Nicolas-Duranty qu'il fut confié.

Les mêmes qualités qui avaient dirigé M. le docteur Trastour dans les soins qu'il prodiguait à ses malades, guidèrent également son nouveau collègue; ce sont, par conséquent, les mêmes félicitations que nous avons à lui adresser ici.

Adoptant en principe toutes les bases thérapeutiques de son confrère du premier service, M. le docteur Nicolas-Duranty y ajouta, sur une plus vaste échelle, les injections intra-veineuses. Ce mode de traitement provoqua même de sa part « une note sur les injections intra-veineuses dans le traitement du choléra », qui fut présentée par

M. Brouardel à l'Académie Nationale de Médecine, dans la séance du 9 septembre 1884, et dont nous reproduisons ici les passages les plus saillants :

« A chaque nouvelle épidémie de choléra, dit M. Nicolas-Duranty, les médecins essayent les injections intra-veineuses dans les périodes ultimes. J'ai cru devoir employer ce mode de traitement dans le service spécial de cholériques dont je suis chargé.

« Voici de quelle manière j'ai opéré. — J'explorais la région du pli du coude, et je cherchais la veine la plus développée, la plus saillante, celle sur laquelle devait porter l'opération ; puis, je plaçais la bande de caoutchouc au-dessus du point que j'avais choisi pour ouvrir la veine. D'autre part, j'avais une éprouvette graduée en centimètres cubes, dans laquelle je mettais le liquide à injecter. Cette éprouvette était placée dans un vase contenant de l'eau à 40 degrés centigrades, de manière à maintenir la température du liquide à injecter, qui était chauffé lui-même à 40 degrés, avant d'être placé dans l'éprouvette graduée. Je remplissais le transfuseur, je faisais écouler une petite quantité de liquide, puis j'introduisais le trocart dans la veine gonflée. Dès que le sang paraissait, j'obturais le trocart avec le bouchon, je le poussais un peu dans la veine, j'enlevais la ligature, je faisais sortir du tube en caoutchouc une nouvelle partie du liquide ; puis, débouchant le trocart, j'appliquais rapidement la monture du tube en caoutchouc et j'injectais lentement le liquide. L'éprouvette graduée nous donnait la quantité de liquide injecté ; le thermomètre placé dans l'éprouvette nous indiquait la température. Nous pouvions ainsi pratiquer l'injection, en surveillant les phénomènes qui se produisaient, aussi lentement et aussi longtemps que nous le désirions.

« L'injection terminée, le trocart était retiré et j'appliquais le bandage de la saignée du bras.

« Quant au liquide à injecter, je me suis arrêté à la formule proposée par M. Hayem :

Eau........................ 1.000 grammes.
Chlorure de sodium   5   »
Hydrate de sodium.   1   »
Sulfate de soude.................   25   »

« Ce liquide me présentait l'avantage de contenir du sulfate de soude, qui, introduit dans les veines, provoque la constipation, et du chlorure de sodium, dont l'action sur les globules sanguins est bien connue.

« Quant à la quantité du liquide à injecter, il est impossible de la préciser d'avance. C'est pendant l'injection seule que l'on peut la résoudre. D'abord, on ne sait pas toujours, même approximativement, la quantité de liquide qui a été perdue. D'autre part, dans certains cas de choléra sec, alors qu'il n'y a eu ni selles, ni vomissements, le sang est très fluide.

« Ma règle de conduite a été d'étudier les phénomènes qui se produisent sous l'influence de l'injection. La réapparition du pouls, sa force, sa résistance, la force des battements du cœur, l'amplitude de la respiration, la diminution de la cyanose, l'état de la température, enfin la diminution du collapsus sont tout autant de phénomènes qui, par leurs manifestations plus ou moins rapides, plus ou moins durables, dirigent pour la quantité de liquide à introduire dans le torrent circulatoire.

« Je pense qu'il faut pousser l'injection avec beaucoup de lenteur, se reposer de temps en temps, cinq minutes, dix minutes, pour constater si la réapparition du pouls est durable, si l'amélioration se maintient. Ensuite, il faut recommencer l'injection, lorsque l'on voit que le malade perd une partie du mieux qu'il a gagné. On injectera 400

ou 500 centimètres cubes chaque fois. D'ailleurs si 500 centimètres cubes produisent un bon résultat immédiat, c'est
un signe favorable, car il indique que le système vascu-
laire n'est pas trop dilaté. »

Voilà le procédé opératoire des injections intra-veineuses parfaitement établi ; il ne nous reste plus maintenant,
pour acquérir une conviction sur la valeur plus ou moins
efficace de ce système de traitement, qu'à connaître les
résultats définitifs qui ont été obtenus. Le rapport complé-
mentaire que prépare à ce sujet M. le docteur Nicolas-
Duranty ne saurait manquer d'élucider d'une manière
définitive cette délicate question.

Cette étude des divers essais thérapeutiques tentés au
Pharo ne serait pas complète, si nous omettions de dire ici
que MM. les docteurs Trastour et Nicolas-Duranty trou-
vèrent des auxiliaires aussi précieux que dévoués chez les
élèves internes et externes attachés à leur service respec-
tif (1). Ces jeunes étudiants ont été là à bonne école pour
apprécier toute l'étendue du dévouement qu'impose la
carrière qu'ils entreprennent ; tous sans exception, en se
montrant à la hauteur de la dangereuse mission qu'ils
avaient sollicitée, en se rendant dignes de leurs maîtres,
ont bien mérité du corps médical.

De même aussi, M. Clauzel, l'honorable administrateur
de l'hôpital du Pharo, avait une lourde tâche à remplir.
La commission administrative avait fondé sur lui de
grandes espérances ; il les a largement dépassées par son
son zèle, son dévouement, sa sollicitude et son intelligente
organisation.

---

(1) Les étudiants attachés, pendant l'épidémie, à l'hôpital du Pharo,
ont été : en qualité d'internes en médecine, MM. Giraud, Oddo et
Imbert; d'internes en pharmacie, MM. Bernard et Ripert; et en
qualité d'externes, MM. Bossano, Icard et Tasso.

V

Médication Usuelle

Pour terminer l'énumération des diverses méthodes de traitement employées pendant l'épidémie actuelle, disons quelques mots de la médication fort simple que nous avons instituée nous même dans un certain nombre de cas.

Cette médication, qui est, d'ailleurs, la plus usuelle, la plus pratique, et pour laquelle, bien entendu, nous ne réclamons aucune espèce de priorité, nous a donné plusieurs fois de très heureux résultats ; c'est à ce titre qu'il nous a paru utile de l'exposer ici dans ses moindres détails.

Il importe même d'ajouter que les seuls principes, dont nous ayons suivi les indications, sont ceux qui, reconnus classiques jusqu'à ce jour, figurent dans tous les ouvrages de pathologie et servent de règle de conduite à la généralité de nos confrères. Si, dans la pratique journalière, les remèdes que nous employons varient par la forme, si nos formules sont modifiées suivant les circonstances et selon les inspirations de chacun de nous, la base reste la même et nos moyens d'action, différents en apparence, sont identiques au fond.

Il est, pour notre part, un conseil d'ordre supérieur qui doit dominer et prévenir toute intervention active. Ce conseil, que nous donnons invariablement à nos amis ou aux personnes qui, ayant souci de leur santé, viennent nous consulter en prévision de symptômes toujours possibles, peut se formuler ainsi : Qu'il faut, en temps d'épidémie cholérique, considérer et soigner comme une maladie grave la moindre fatigue d'estomac, le moindre dérangement d'entrailles.

Ce premier point bien établi, notre médication est la suivante :

1° En cas de trouble gastro-intestinal, même léger, prendre sur un morceau de sucre dix gouttes de la mixture composée avec ;

Ether sulfurique.......	5 grammes
Alcool camphré (à saturation)..........	10 —
Teinture d'opium	10 —
Alcoolat de mélisse	10 —

Renouveler d'heure en heure la même dose « de dix gouttes » jusqu'à cessation des symptômes ressentis.

Cette mixture, que nous avons eu l'idée de formuler, dès le début de l'épidémie, a produit d'une manière presque constante de bons effets ; aussi, n'hésitons-nous pas à la recommander en cas de besoin.

2° Si la diarrhée persiste, c'est-à-dire menace de prendre le caractère de diarrhée prémonitoire, remplacer la mixture qui précède par cette autre potion :

Sous-nitrate de bismuth........... ...	5 grammes
Laudanum de Sydenham..	1 —
Eau de fleurs d'oranger......... ... •	10 —
Julep gommeux	140 —

Une cuillerée à bouche d'heure en heure, et augmenter même la dose, si l'action astringente se fait attendre. Prendre en même temps un lavement peu abondant de décoction de graines de lin, dans lequel on ajoutera dix gouttes de laudanum de Sydenham et dix grammes d'amidon, préalablement délayé dans une petite quantité d'eau froide.

Il est rare que la diarrhée prémonitoire, ce début presque constant du choléra, résiste à ces moyens si simples.

3° Enfin, en cas de choléra confirmé, frictions énergiques des membres avec une flanelle imbibée de beaume de Fioraventi ou d'essence de térébenthine, applications de linges chauds ou saupoudrés de moutarde, et quelquefois, surtout s'il existe des crampes douloureuses ou des vomissements incoercibles, injections hypodermiques de morphine.

A l'intérieur, nous alternons de quart-d'heure en quart-d'heure : 1° Cinq gouttes d'esprit concentré de camphre, dont l'efficacité, au point de vue du relèvement de la température et de l'excitation générale, ne nous parait pas contestable ; 2° une petite tasse de thé très chaud, alcoolisé de préférence avec la chartreuse verte ; 3° une cuillerée à bouche de la potion composée avec :

Liqueur d'Hoffmann..............	2	grammes
Chloroforme	2	»
Acétate d'ammoniaque..	20	»
Alcoolat de mélisse.................	10	»
Eau distillée...............	120	»

De temps en temps, nous ajoutons quelques fragments de glace ou quelques cuillerées de limonade gazeuse.

Tous ces soins et ceux qui sont plus particulièrement inhérents à chaque malade, doivent être continués longtemps et toujours avec une égale persévérance. Les abandonner trop tôt, au moment, par exemple, où s'opère un commencement d'amélioration , serait une dangereuse imprudence. Le choléra, qu'on nous permette de le dire, est une maladie à surprises ; tel cholérique, qui semble hors de danger, succombe une demi-heure après qu'on le croyait sauvé, tandis que tel autre, pour lequel on avait perdu tout espoir, revient brusquement à la santé. Il en est de même pour la convalescence : celui-ci, dont l'attaque fut des plus graves, guérit en quelques jours ; mais, par contre, celui-là, qui n'a subi qu'une atteinte légère, ne reprend ses forces qu'avec une lenteur inexplicable ; bien heureux encore si une affection intercurrente ne vient pas enrayer à jamais sa guérison.

En résumé, au point de vue thérapeutique, le choléra

doit être divisé en trois périodes : celle des phénomènes que nous appellerions plutôt prodomiques que prémonitoires, l'attaque réelle et la phase de réaction.

D'emblée, le traitement doit être énergique ; et nous croyons que ce serait une erreur de trop chercher à mesurer la médication à l'intensité des signes observés. Que de temps perdu, hélas ! par cette fatale habitude de temporisation !... Et, dans cet intervalle, l'agent infectieux poursuit librement son œuvre.

Il en est de même pour la réaction ; qu'elle soit franche, ce qui est l'exception, ou irrégulière, ce qui est la règle, qu'elle se maintienne sans interruption ou qu'elle procède par des chutes et des relèvements successifs, qu'elle conduise heureusement à la convalescence ou qu'elle soit enrayée par cet état typhique si fréquemment observé, il faut que le traitement, et un traitement sévère et minutieux, la suive, sans faiblir un seul instant, dans chacune de ses alternatives et l'accompagne ainsi jusqu'à la fin. La période de réaction, on ne doit jamais l'oublier, est la phase vraiment critique du choléra ; des soins plus ou moins empressés, plus ou moins intelligents, qu'on met à la favoriser, de la surveillance plus ou moins attentive qu'on apporte à la maintenir, dépend presque toujours l'issue de la maladie.

Volontiers encore, nous insisterions sur cette idée, un peu contraire aux habitudes thérapeutiques, que le choléra est une maladie ayant un commencement, un milieu et une fin, qu'il se développe le plus souvent avec un cortège symptomatologique invariable, et qu'à y regarder de très près, même dans les cas les plus foudroyants, on peut arriver à les entrevoir tous. Or donc, si le tableau clinique se déroule avec une rapidité que l'on n'observe que très rarement ailleurs, il faut que le médecin soit là, armé de toutes pièces, et ne laisse rien échapper. A peine a-t-il une heure, quelquefois moins, pour choisir le moment d'attaquer les principales péripéties d'une lutte dont la vie du malade est le prix.

Parlerons-nous maintenant des résultats presque fantastiques proclamés par la médecine homœopathique?... En vérité, nous voudrions y croire, et surtout avoir la preuve qu'ils sont tels qu'on nous les présente. En ce cas, le choléra ne serait plus qu'une maladie bénigne, guérissant quatre-vingts fois sur cent, c'est-à-dire réduit à un degré de gravité moindre que la rougeole.

Malheureusement, et malgré les chiffres produits par les disciples d'Hanhemann, il est à craindre que de longtemps il n'en soit point ainsi et que le choléra, pendant de longues années encore, reste, hélas! un des plus grands fléaux des temps modernes.

Ici se termine notre étude sur la prophylaxie et le traitement de cette étrange affection, si bien faite pour dérouter la science dans toutes ses recherches; de cette maladie, dont les ravages se produisent tantôt au nord et tantôt au midi, à l'orient aussi bien qu'à l'occident, qui éclate le plus souvent en été, mais qui se développe quelquefois dans les jours les plus rigoureux de l'hiver, au milieu des neiges et des glaces; qui sévit en même temps aux plus basses et aux plus hautes altitudes, qui descend les fleuves ou les remonte, suivant ici les voies ferrées, là les routes terrestres; dont l'intensité atteint son maximum par les temps les plus secs comme au milieu des brouillards les plus intenses; qui suit la direction des vents ou va dans un sens contraire; qui, dans une ville frappe les plus riches et, dans l'autre, les plus pauvres, ici les plus forts, là les plus faibles; qui, sans raison apparente, envahit tel pays et épargne tel autre, qui s'introduit indifféremment par terre ou par mer, se propageant sur ce point avec une effrayante

rapidité et, plus loin, avortant au lendemain de son invasion; de ce mal, en un mot, qui semble naître et se jouer
des contrastes.

En présence de toutes ces difficultés d'observation, pou-
vons-nous nous rendre ce témoignage d'avoir, en écrivant
les pages qui précèdent, fait une œuvre vraiment utile?...
Ce n'est certes point à nous qu'il appartient de le dire;
mais ce que nous pouvons affirmer, et affirmer à haute voix,
c'est que, dans tout le cours de ce travail, de la première
à la dernière ligne, nous n'avons jamais eu en vue que
l'intérêt public.

Tantôt, il nous est échappé cet aveu, triste et regrettable
à la fois, que pendant longtemps encore le choléra res-
terait une des plus grandes calamités des temps modernes.
Qu'on nous permette de revenir sur cette défaillance d'un
moment!... Confiant dans les progrès de la science, mais
de la science sérieuse et vraie, nous espérons, au contraire, que le jour n'est pas éloigné où ce mal, aussi redoutable que mystérieux, dans lequel, pour notre part, nous
refusons de voir autre chose que l'effet d'un poison encore
inconnu, nous aura livré ses derniers secrets.

Dans ce but, que tous ceux qui ont pour mission de protéger la santé et la vie de leurs semblables, de rechercher,
pour les combattre, les causes des maux qui affligent l'espèce humaine, que tous ceux-là, sans exception, apportent
leur concours à l'œuvre commencée. Que les savants de
tous les pays unissent leurs efforts contre l'ennemi commun, et que, premiers inspirateurs de ce magnifique élan
qui, en France comme à l'étranger, caractérise l'épidémie
de 1884, ils poursuivent leurs travaux avec courage et
surtout avec confiance.

Devant ces forces combinées, en face des moyens d'investigation si multiples dont on dispose, à une époque où
se font tant de découvertes, il est impossible que le choléra

se dérobe plus longtemps à nos recherches et que, plus longtemps aussi, il reste un problème sans solution.

***

Nous ne voudrions pas terminer cette étude sans y inscrire le nom de celui de nos confrères qui, au début de sa carrière, tomba victime du dévouement professionnel.

Comme le soldat qui meurt glorieusement au champ d'honneur, ainsi le docteur J. Patras succomba dans la lutte contre le terrible fléau, nous laissant à tous l'exemple du devoir vaillamment accompli.

Puisse cet hommage, rendu à sa mémoire, témoigner un jour à son fils, trop jeune encore, qu'il porte un nom dont il a le droit d'être fier, un nom digne de figurer dans les fastes de la médecine et digne aussi de la reconnaissance publique !

CONCLUSIONS

~~~~~~~~~~~~

I

CONSIDÉRATIONS GÉNÉRALES.

I. — Le choléra est une maladie qui a provoqué de nombreuses études, mais dont la science ne connaît pas encore la véritable nature.

II. — La diarrhée et les vomissements riziformes, les crampes, l'algidité, la cyanose, la suppression des urines, l'affaissement de la région orbitaire, le refroidissement de la langue, sont les symptômes ordinaires du choléra.

III. — Tous ces symptômes peuvent exister simultanément chez le même malade ou manquer en partie; ils peuvent également être plus ou moins accusés. La gravité du mal est, le plus souvent, proportionnelle à leur nombre et à leur intensité.

IV. — De même encore, ces divers symptômes peuvent se produire avec une rapidité plus ou moins grande. Plus prompt est leur développement, plus grave aussi est la maladie.

V. — L'évolution du choléra comprend trois périodes : la période prémonitoire ou prodromique; la période d'état; a période de réaction.

VI. — La période prémonitoire, qui existe toujours, mais avec une durée variable, peut être victorieusement combattue, dans l'immense majorité des cas, par les moyens dont la médecine dispose.

VII. — La période d'état, au contraire, n'est que très

médiocrement influencée par les ressources thérapeutiques indiquées jusqu'à ce jour. Mieux que tous les médicaments, la résistance physique du malade, sa bonne constitution, son tempérament vigoureux, influent sur l'issue favorable ou fatale de cette période.

VIII. — Une première réaction obtenue n'est point encore le signe certain de la guérison. La réaction cholérique, en effet, est sujette à des rechutes multiples, pendant lesquelles la mort peut survenir rapidement ; de même aussi, elle donne fréquemment lieu à une déviation typhique très dangereuse.

IX. — Dans le cours d'une attaque de choléra, il est prudent de ne pas toujours prendre en trop grande considération l'impression ressentie et indiquée par le malade lui-même; c'est bien souvent lorsque sa situation s'aggrave qu'il croit à l'amélioration de son mal.

X. — La lucidité intellectuelle est la règle chez les cholériques; elle ne s'éteint, dans la plupart des cas, qu'avec la vie ou, du moins, peu d'instants avant la mort.

II

ANATOMIE PATHOLOGIQUE.

I. — Le sang de cholérique, à la période algide, perd ses propriétés normales et devient plus ou moins fluide, suivant la gravité du cas.

II. — A cette même période, les globules sanguins se ramollissent, abandonnent peu à peu leur forme naturelle et se désagrègent même.

III. — Cette altération des globules sanguins offre cette particularité qu'elle n'atteint pas simultanément tous les globules; dans les cas à marche rapide surtout, on peut voir des globules profondément altérés à côté de globules parfaitement sains, affectant leur disposition normale en pile d'écus (*Commission de la Société de Médecine de Marseille*).

IV. — Augmentation de volume de la vésicule biliaire ; distension des conduits biliaires; accumulation de bile noire et épaisse ; présence d'aiguilles cristallines dans le sang de la veine cave; abondance de gouttelettes graisseuses et d'agglomérations cristallines dans le parenchyme du foie; effacement des contours des lobules et écartement marqué des travées cellulaires dans leur intérieur; diminution du volume du foie et absence de coloration biliaire dans l'intestin (*Docteurs Nicati et Rictch*).

III

TRANSMISSIBILITÉ DU CHOLÉRA AUX ANIMAUX.

I. — Les expériences antérieures de Tiersch, de Guttsmann, de Bazinski, de Robin, de Legros et de Goujon avaient semblé démontrer la possibilité de la transmission du choléra de l'homme aux animaux.

II. — Contrairement à ces données, aucune des expériences tentées à Marseille, pendant l'épidémie de 1884, en vue de cette démonstration, ne semble avoir donné un résultat franchement positif.

IV

CONTAGION

D'après nous, la formule de la contagion du choléra peut se résumer dans les cinq propositions suivantes :

I. — Le choléra ne se transmet pas directement d'individu malade à individu sain, ni par le contact, ni par la respiration ;

II. — Les produits émanant de cholériques, déjections et matières vomies, contiennent un germe qui n'est pas immédiatement transmissible par lui-même, mais qui, placé dans les conditions voulues, donne naissance à un principe contagieux, le principe cholérigène ;

III.— La contagion du choléra ne s'opère jamais qu'au moyen de ce principe, soit par l'intermédiaire de l'air, soit par l'intermédiaire de l'eau ;

IV.— Les vêtements et les marchandises, plus encore que les individus, sont les agents de transport de ce principe ;

V.— Le principe cholérigène ne s'implante que sur des natures en quelque sorte préparées à le recevoir, et produit, suivant que le terrain qu'il rencontre est plus ou moins favorable à son développement, ou le choléra ou la cholérine ; si le terrain ne lui convient pas, il reste sans influence.

V

PRÉDISPOSITIONS INDIVIDUELLES

I.— D'une manière générale, on est autorisé à affirmer que le choléra, sauf de très rares exceptions, épargne les tempéraments les plus forts et frappe les plus faibles.

II.— Ses victimes de prédilection peuvent se diviser en quatre classes ; ce sont les personnes :

1° Qui vivent dans de mauvaises conditions d'hygiène au point de vue du logement et de l'alimentation ;

2° Qui font des imprudences ;

3° Qui sont alcooliques ;

4° Qui sont atteintes de maladies chroniques antérieures et surtout d'affections gastro-intestinales.

VI

PROPHYLAXIE PUBLIQUE

I.— Il devrait exister dans tous les départements une *Commission permanente des épidémies*, qui aurait pour attributions : 1° De prescrire, avec l'approbation des autorités compétentes, toutes les mesures nécessaires pour préserver les populations de l'invasion des maladies épidémiques : 2° d'indiquer toutes les dispositions utiles pour atténuer les ravages des épidémies déclarées ; 3° de veiller à la fidèle exécution de ces mesures et dispositions ; 4° de centraliser tous les travaux et documents relatifs à l'hygiène publique, au point de vue des épidémies ; 5° d'assurer, en un mot, dans toute l'étendue de son ressort, l'observation rigoureuse de tous les principes de la prophylaxie publique ; 6° Enfin, d'être en rapport constant avec le comité consultatif d'hygiène, siégeant à Paris.

II. — Cette Commission se composerait : du préfet du département, président ; du maire du chef-lieu ; de cinq docteurs en médecine, délégués par les diverses sociétés médicales du département ; de deux pharmaciens de première classe, choisis parmi les plus compétents en matière de chimie; et de deux conseillers généraux, dont le président de la Commission départementale.

III.— Les fonctions de membre de la Commission permanente des épidémies seraient purement honorifiques ; seuls les frais de voyages et de déplacements seraient à la charge du département.

IV.— En temps d'épidémie de choléra, les malades indigents, atteints de cette redoutable affection, doivent être isolés, soit dans un hôpital spécial éloigné du centre de la ville, soit dans des barraquements installés à cet effet.

V.— Les bureaux de secours sont appelés à rendre d'immenses services, surtout aux classes pauvres de la société.

A ce titre, leur organisation doit être irréprochable.

VI. — Nous proposons dans ce but :

1° De ne constituer, en cas d'épidémie, qu'un nombre restreint de ces bureaux, mais de les établir tous sur des bases de fonctionnement aussi sérieuses que possible ;

2° De les placer : l'un au point le plus central de la ville contaminée, c'est-à-dire à la portée des quartiers les plus populeux, et les autres aux points extrêmes, pouvant à la fois desservir les quartiers intérieurs et les faubourgs ;

3° De dresser d'une manière permanente les cadres du personnel (médecins et volontaires) devant composer ces bureaux. De cette manière, et comme par une sorte de mobilisation, on pourrait les mettre en fonctionnement à la première alerte, du jour au lendemain ;

4° Le personnel médical des bureaux de secours ne doit être placé que sous la dépendance et la direction exclusive d'une commission composée de médecins. (Cette commission pourrait être ou celle dont nous avons indiqué le mode de formation à la page 55, ou même la commission départementale permanente des épidémies).

5° Quant au choix, à la direction et à la surveillance des volontaires de ces mêmes bureaux, une commission nommée par la municipalité en aurait la charge spéciale ;

6° Les membres des bureaux de secours, à quelque titre qu'ils y appartiennent, doivent tous donner gratuitement leurs services.

VII. — Les distributions gratuites au public d'instructions populaires relatives à la prophylaxie des épidémies en général et du choléra en particulier, constituent une excellente mesure de préservation. Mieux les populations connaîtront les principes d'hygiène et mieux elles arriveront à se préserver des maladies contagieuses.

VIII. — Il serait même à souhaiter de voir, dans les cours d'adultes et dans les écoles d'enfants, l'hygiène faire le sujet d'un petit enseignement pratique.

IX. — La distribution gratuite des médicaments préparés d'avance, quel que soit le mode de distribution que l'on veuille adopter, est une mauvaise mesure, qui entraîne beaucoup plus d'inconvénients que d'avantages et qu'il faut, par conséquent, supprimer d'une manière absolue.

X. — Par contre, il est essentiel d'assurer aux indigents la délivrance immédiate et gratuite de tous les remèdes dont ils ont besoin. Pour cela, nous proposons :

1° Que tous les médecins, membres de bureaux de secours ou non, en cas d'indigence de leur malade, fassent suivre leur ordonnance de ces deux mots : *A délivrer d'urgence* ;

2° Toute prescription apostillée de la sorte pourrait être indifféremment exécutée par tous les pharmaciens de la ville ;

3° Les médicaments ainsi délivrés seraient taxés à un tarif réduit, celui des sociétés de secours mutuels, par exemple, et payés, chaque semaine, par la caisse municipale, sur simple présentation des ordonnances signées par les médecins.

X. — Les inhumations des décédés cholériques doivent être suffisamment hâtives. Toutefois, pour concilier certains intérêts et pour ne pas avoir à redouter les inhumations précipitées, nous proposons de créer dans les cimetières une salle de dépôt provisoire.

XI. — Il est prudent d'enterrer profondément les cholériques, de placer les cercueils dans une épaisse couche de chaux vive et de tasser fortement la terre qui les recouvre.

XII. — L'affichage public du nombre des décès est une excellente mesure qui, en précisant journellement la marche de l'épidémie, fixe l'opinion publique, empêche les exagérations et contribue à faire observer plus régulièrement, tant qu'il est nécessaire, les sages précautions d'hygiène.

XIII. — Nous n'admettrions pas que cet affichage ne fût pas toujours sincère, c'est-à-dire en rapport exact avec les relevés de l'état-civil. La moindre omission découverte suffirait pour jeter l'alarme et répandre la panique. Dans les moments difficiles, le mieux est, pour envisager courageusement la gravité des situations, de connaître exactement la vérité.

XIV. — L'affichage public du nombre des décès doit être continué tous les jours, sans interruption, jusqu'à la fin de l'épidémie, c'est-à-dire, d'après nous, huit jours après le dernier décès cholérique constaté.

XV. — La désinfection des maisons où se sont produits des cas de choléra, suivis de mort ou de guérison, est une mesure de première nécessité.

XVI. — De première nécessité aussi est la destruction par le feu des draps, couvertures, objets de literie, linges, hardes, vêtements, etc., ayant servi aux cholériques.

XVII. — Mais la mesure capitale de la prophylaxie publique du choléra, est, de l'avis de tous les hommes compétents, la désinfection immédiate des déjections et vomissements des cholériques.

XVIII.— Les agents chimiques, qui conviennent le mieux à ce genre de désinfection, sont : le sulfate de cuivre, le chlorure de zinc, le bichlorure de mercure, le bichlorure de cuivre, et l'acide sulfurique employés en solution.

XIX. — Le choléra étant peut-être de toutes les maladies celle qui atteint plus particulièrement les villes ou les quartiers sales et insalubres, il incombe au service de la voirie, en cas de menace ou d'invasion du fléau, de veiller avec la plus minutieuse attention au nettoyage des rues et à l'entretien irréprochable des égouts.

XX.— Les feux sur la voie publique doivent être recommandés, mais à la condition d'être tous allumés à la même heure, dans tous les quartiers, et très rapprochés les uns des autres, à cent mètres de distance au plus. Il est bon de les alimenter de préférence avec des plantes aromatiques, des bois résineux ou de vieux barils à pétrole et de projeter sur eux une poignée de soufre.

XXI. — Des mesures sévères d'hygiène et de propreté doivent être imposées au navires en station dans les ports de mer.

XXII. — Si un cas de choléra ou même un cas suspect vient à se déclarer à bord de l'un d'eux, le capitaine doit en faire immédiatement la déclaration au commissaire spécial. En même temps le malade sera conduit à l'hôpital désigné, et le navire, tiré hors des rangs, sera amené au large pour y être désinfecté.

XXIII. — Les grandes agglomérations d'individus étant particulièrement exposées à subir l'influence des maladies épidémiques, les garnisons payent souvent un large tribut au choléra. Pour prévenir cette sorte de prédisposition collective, les autorités militaires ont le devoir d'entourer leurs hommes d'une sollicitude constante, de leur épargner les trop grandes fatigues, d'avoir pour eux, en un mot, tous les soins et ménagements possibles.

XXIV. — Prendre, d'ailleurs, pour bases des prescriptions d'hygiène militaire à observer, en pareil cas, les instructions contenues dans la circulaire ministérielle du 20 juillet 1883, ayant pour titre « Instruction pour les corps de troupes et les hôpitaux, en prévision d'une épidémie de choléra. »

XXV. — Dans toutes les localités, mais surtout dans les grands centres de population, la commission des logements insalubres doit veiller avec une sage énergie et un judicieux discernement à la prompte exécution des travaux ou améliorations qu'elle croit utile d'ordonner.

XXVI.— La mauvaise alimentation est une des principales causes prédisposantes du choléra. Les fourneaux économiques (sortes de restaurants gratuits), et les bons alimentaires ayant pour but de secourir les classes indigentes et de subvenir à leurs besoins indispensables, sont appelés à rendre d'éminents services.

XXVII. — De même, dans toute ville contaminée, doit être immédiatement créée une Commission ayant pour but de recueillir les fonds versés en faveur des victimes du choléra et de les distribuer, au fur et à mesure des besoins, de la manière la plus sage et la plus équitable. — On ne saurait trop se convaincre, qu'en temps d'épidémie cholérique, les actes de charité sont des actes de prophylaxie générale.

XXVIII. — La désinfection des voyageurs et de leurs bagages, au départ des villes atteintes par l'épidémie, mise en pratique comme elle l'a été dans ces derniers temps, est tout-à-fait illusoire. Mais, vienne le jour où, grâce aux découvertes de la science, cette désinfection sera faite d'une manière complète et efficace, et le transport à distance du principe contagieux, c'est-à-dire du choléra lui-même, ne sera plus possible.

XXIX. — Le retour des émigrés dans les villes atteintes par le choléra provoque souvent une recrudescence de la maladie, recrudescence à laquelle ils payent eux-mêmes la plus large part.

Pour éviter de telles conséquences, ils doivent rester éloignés aussi longtemps que possible du foyer épidémique, et, en cas de retour forcé, prendre les précautions nécessaires au point de vue de l'hygiène de leurs logements et des garanties prophylactiques personnelles.

XXX. — En temps d'épidémie cholérique comme à tous les moments de grandes calamités publiques, la presse a une mission des plus honorables à remplir.

Son rôle, quand il est bien compris, est de ramener dans le domaine de la réalité les exagérations insensées auxquelles l'affolement donne journellement naissance ; d'être une source d'excellents conseils et un stimulant puissant pour la charité ; et, enfin, de provoquer l'application de mesures utiles.

VII

PROPHYLAXIE PRIVÉE

I.— Le choléra est une des maladies dont on peut le plus sûrement se préserver. Pour cela, il faut opposer à son action un organisme résistant et surtout un fonctionnement irréprochable des voies digestives.

II. — Pendant toute la durée de l'influence épidémique, il faut ne manger que des aliments simples, de bonne qualité et très digestibles. Contrairement à l'opinion générale, les fruits sains, bien mûrs, pelés avec soin, et mangés avec modération ne sont pas du tout nuisibles.

III. — Les repas doivent être pris à heures fixes. Qu'ils ne soient jamais trop copieux, mais qu'on les fasse suivre d'une infusion chaude un peu excitante. Il est prudent de ne jamais rien prendre dans leur intervalle.

IV. — Les alcooliques très vantés en temps d'épidémie cholérique, ne sont salutaires que pris avec modération et de bonne qualité.

V. — Quant aux eaux à boire, on doit s'en tenir exclusivement à l'usage des eaux minérales naturelles ou à l'eau bouillie, dans laquelle on fera dissoudre cinquante centigrammes de sel marin et autant de sulfate de soude par litre.

Comme les excès de table, les abus d'eau glacée doivent être rigoureusement proscrits. On évitera aussi avec soin l'usage des eaux courantes et des eaux de puits.

VI. — Il est essentiel de ne pas s'exposer à des refroidissements qui sont toujours dangereux. Dans ce but, on délaissera les vêtements en toile ou en coton pour ne faire usage que d'étoffes de laine. De même, on devra redouter l'humidité du matin et du soir.

VII. — Les lavages, les ablutions et les bains ne sont

nullement contre-indiqués en temps d'épidémie. Une extrême propreté du corps est, au contraire, une excellente condition de santé.

VIII. — Plus qu'à tout autre moment, la propreté des logements est aussi une condition indispensable de préservation personnelle.

IX. — Le principe capital de la prophylaxie privée du choléra est : qu'il faut, en temps d'épidémie, considérer et soigner comme une maladie grave la moindre fatigue d'estomac, le moindre dérangement d'entrailles.

Ne jamais perdre de vue que la moindre diarrhée est peut-être le début de la diarrhée prémonitoire et que l'heure, perdue pour la combattre, est peut-être aussi le dernier moment qui nous reste pour enrayer le développement de la maladie.

X. — La science ne connait jusqu'à ce jour aucun système thérapeutique véritablement préservatif du choléra.

Seul, le bichlorure de mercure, employé d'après les idées Pastoriennes, a paru produire des effets satisfaisants. Toutefois, les expériences faites jusqu'à présent ne sont ni assez nombreuses, ni assez concluantes pour autoriser une conviction définitive à ce sujet.

VIII

TRAITEMENT

I. — Il n'existe actuellement aucun remède, aucune médication, aucun système de traitement qui puisse être considéré comme spécifique du choléra.

II. — La médication des symptômes ou thérapeutique des indications sera, jusqu'à preuve du contraire, celle qui prévaudra dans la pratique vraiment sérieuse. Arrêter la diarrhée, enrayer les vomissements, calmer les crampes, faire remonter la température, soutenir les forces, tels sont les résultats auxquels nous devons aspirer, les effets qu'il faut chercher à produire.

III. — Les anesthésiques, la picrotoxine, la teinture d'iode, la nitro-glycérine, les injections intra-veineuses de sérum artificiel, etc., ont été parfois employés avec succès; il est à souhaiter que l'avenir confirme les premiers résultats obtenus.

IV. — A notre avis, le choléra est un empoisonnement produit par un principe infectieux encore inconnu ; découvrons ce toxique, qui, malgré nos puissants moyens d'investigation se dérobe si obstinément à nos recherches, et la science ne tardera pas à trouver son antidote.

Vienne au plus tôt ce jour, et l'une des grandes calamités de notre époque aura cessé d'affliger l'espèce humaine !

FIN

PIÈCES JUSTIFICATIVES

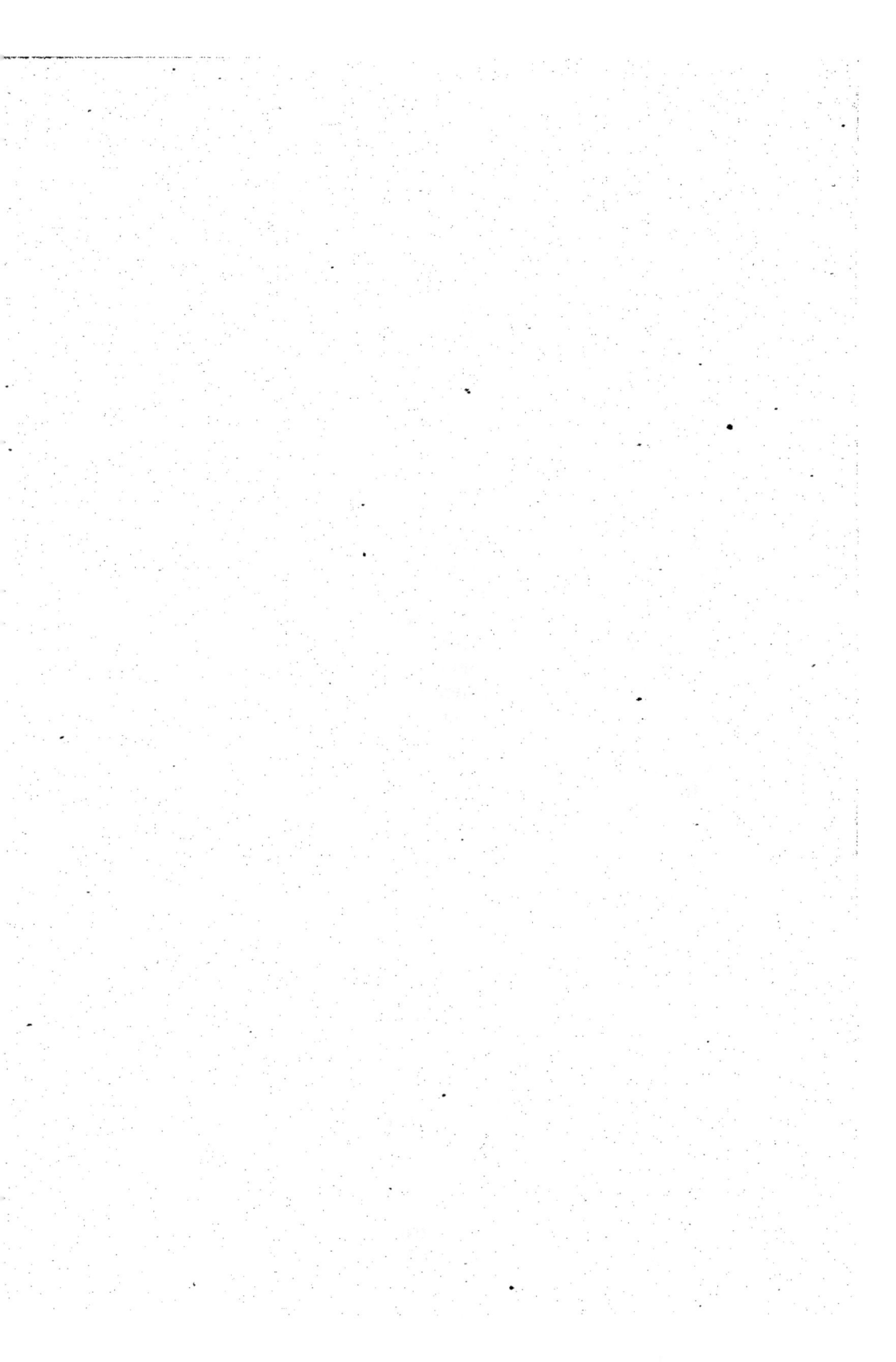

N° 1

COMITÉ DE VIGILANCE DES BOUCHES-DU-RHONE

Mesures hygiéniques et préventives, privées et publiques, à prendre en cas d'épidémie cholérique.

HYGIÈNE PRIVÉE.

I. — Précautions à prendre, par les personnes :

A. — A l'état de santé :

Les conditions pour avoir une bonne résistance personnelle à l'épidémie, sont les habitudes d'un bon régime et un état moral bien équilibré par le sentiment du devoir.

On doit éviter les fatigues exagérées, les excès de toutes sortes.

Un refroidissement brusque est dangereux.

Il faut se vêtir avec plus de précautions qu'en temps ordinaire. Les extrémités et l'abdomen doivent surtout être garantis.

Il n'y a aucun inconvénient à faire un usage modéré des fruits de bonne qualité et bien mûrs. Les légumes doivent être cuits. En un mot, il n'est pas nécessaire de suivre un régime particulier.

Rien n'est plus dangereux que d'user d'une manière inaccoutumée d'eau-de-vie, de thé, de café, de boissons glacées.

On ne doit se servir de l'eau des puits qu'avec la plus grande circonspection.

Tout puits dont l'eau pourra être souillée par les infiltrations des latrines, des égouts, des résidus de fabrique, doit être abandonné.

Les mêmes observations s'appliquent aux petits cours d'eau, aux rivières.

Les boulangers doivent particulièrement tenir compte de ces observations.

Quand l'on n'est pas sûr de la bonne qualité de l'eau, il est prudent de la faire bouillir pour la boisson, l'ébullition donnant une sécurité complète. Il faut l'agiter afin de l'aérer, avant de s'en servir.

B. — En cas de maladie :

Tout trouble digestif doit être surveillé, et il faut appeler le médecin quand on se trouve indisposé.

Les matières de vomissement et les selles doivent être désinfectées et ne jamais rester dans la chambre du malade. Dans le vase ou dans la cuvette on doit verser la valeur d'un verre de la solution bleue désinfectante. (V. p. 170.)

La chambre d'un cholérique doit être ventilée. On peut, pour désinfecter la chambre, tendre des serviettes en plus ou moins grand nombre, suivant la dimension de la pièce, après les avoir trempées dans un mélange d'eau et de chlorure de chaux.

Avant de sortir de la chambre, les linges souillés par les déjections devront être plongés, pendant une demi-heure au moins, dans un baquet contenant 20 litres d'eau, auxquels on ajoutera 4 litres de la solution bleue ; ou bien deux tasses à café (150 à 200 grammes) de chlorure de chaux sec qu'on nouera dans un sac de toile.

Les tâches sur les planchers, sur les tapis, seront lavées immédiatement avec la liqueur bleue. Les matelas souillés seront également humectés avec la solution bleue.

II. — Précautions particulières aux habitations.

A. — Dans les conditions normales :

Les appartements devront être largement aérés ; l'air et la lumière doivent y pénétrer avec abondance. La propreté la plus stricte doit régner non seulement dans les chambres d'habitation, mais encore dans les cours, les jardins. Les lieux d'aisance doivent être désinfectés.

B. — En cas de maladie :

Dans les maisons où un cas de choléra s'est produit, on versera dans la cuvette des cabinets, plusieurs fois par jour, plusieurs litres de la solution bleue, ou du chlorure de chaux sec, délayé dans de l'eau, suivant la proportion d'une tasse à café pour un litre d'eau.

Les ordures ménagères devront être gardées dans une caisse bien fermée, dans laquelle on versera plusieurs fois par jour du chlorure de chaux en poudre.

La chambre dans laquelle il y aura eu un cholérique sera désinfectée de la manière suivante :

Après avoir arrosé le sol, les tentures, les matelas seront placés sur des chaises, les meubles seront ouverts; les portes, les fenêtres étant parfaitement closes, au milieu de la chambre et bien isolé, on placera un vase métallique établi lui-même dans une grande cuvette à moitié remplie de sable humide.

Dans le vase métallique on mettra de la fleur de soufre,

dans la proportion de 30 grammes par mètres cubes de l'espace ; on se retirera rapidement après avoir allumé le soufre.

La chambre restera fermée 24 heures ; ce laps de temps écoulé, on aérera largement la chambre avant de l'habiter de nouveau.

HYGIÈNE PUBLIQUE.

En temps d'épidémie cholérique, on évitera les agglomérations d'hommes.

On devra enlever tous les dépôts de fumiers et d'immondices qui sont dans le voisinage immédiat des maisons. On commencera par désinfecter ces amas, en les arrosant avec une solution de 100 grammes d'acide sulfurique pour un litre d'eau. On arrosera avec le même liquide l'emplacement devenu libre.

Les logements humides, mal aérés, insuffisants, devront être abandonnés ou assainis au moyen de désinfectants.

Les lavoirs publics seront surveillés. — On interdira les puits suspects. — Les égouts seront largement lavés et désinfectés.

Les habitants devront informer l'autorité quand un cas de choléra se déclarera dans leur maison.

L'autorité devra veiller à la désinfection des locaux occupés par un cholérique, ou la faire opérer d'office par les agents.

Inhumation :

1° L'inhumation sera faite dans le plus bref délai possible ;

2° Le corps sera déposé dans sa bière, dès que celle-ci sera apportée au domicile ;

3° Une couche épaisse de charbon de bois en poudre et de tan (parties égales) sera mise dans le fond ;

4° Après avoir placé le corps, on comblera les vides avec le même mélange et on répandra dessus une solution de chlorure de zinc, un litre ou deux.

(Eau, 1 litre ; chlorure de zinc, 100 grammes.)

Dans le cas où le cercueil sera déposé dans la fosse commune, celle-ci devra avoir au moins deux mètres de profondeur et l'on jettera sur la caisse une couche épaisse de chaux vive.

Résumé, formules des désinfectants et leur mode d'emploi.

Les désinfectants doivent être délivrés par paquets ou flacons, dosés d'une manière uniforme et munis d'une étiquette.

1° Solution bleue désinfectante au sulfate de cuivre :

Eau	1 litre.
Sulfate de cuivre...................	50 grammes.

pour mettre dans les vases ou cuvettes contenant des déjections cholériques, — pour laver les linges souillés, pour placer dans les cuvettes, les vases des cabinets ;

2° Chlorure de chaux à l'état de poudre, pour répandre sur les immondices ;

Mélangé avec l'eau dans la proportion d'une tasse à café pour un litre d'eau, pour badigeonner les bouches d'égouts ; dans la proportion d'une cuiller à potage pour 1 litre d'eau, ponr laver les linges souillés et placer dans les cuvettes, les vases.

3° Acide sulfurique ,

Acide sulfurique.....................	100 grammes.
Eau.................................	1 litre.

pour la désinfection des fumiers ;

4° Si l'on n'a pas d'étuve à désinfection, on peut organiser une chambre à désinfection dans un poste de police, par exemple, pour désinfecter les vêtements en laine, les linges, les objets de literie ayant appartenu à un cholérique.

Cette chambre, bien close, présentera sur ses parois des supports, auxquels on suspendra les objets suspects. On arrosera le sol avec de l'eau, puis on disposera au milieu de la chambre un vase métallique placé lui-même dans une cuvette à demi remplie de sable humide ; on mettra dans ce vase, 30 grammes de fleur de soufre, par mètre cube de l'espace. Après avoir allumé le soufre, on se retirera rapidement. Supposons que la chambre soit longue de 4 mètres, large de 3 mètres, on emploiera un kilogramme de fleur de soufre.

Les objets resteront exposés aux vapeurs sulfureuses pendant vingt-quatre heures.

> Dr L. RAMPAL , Président du Conseil d'Hygiène et du Comité Médical des Bouches-du-Rhône.

> Dr VILLARD , Président de l'Association médicale des Bouches-du-Rhône.

> Dr QUEIREL, Président de la Société de Médecine.

> Dr NICOLAS-DURANTY, Président de la Société Médico-Chirurgicale des Hôpitaux.

N° 2

Épidémie cholérique de Marseille, 1884.

Premier Bureau de Secours (Hôtel-de-Ville).

RELEVÉS STATISTIQUES PAR LE DOCTEUR H. MIREUR

Le premier bureau de secours aux cholériques a commencé à fonctionner à l'Hôtel-de-ville, le 7 juillet 1884, sous la présidence de M. l'adjoint Germondy.

Ce bureau, installé avant tous les autres, a dû subvenir, dès son début et pendant plusieurs jours, aux demandes de tous les quartiers de la ville.

Une fois les autres bureaux organisés, il a opéré de concert avec eux jusqu'au 1er septembre. Mais à cette époque, l'épidémie ayant très sensiblement diminué d'intensité, M. le Maire ordonna la fermeture de tous les bureaux de secours, sauf celui de l'Hôtel-de-ville.

Ce bureau, maintenu sous la présidence de M. Germondy, a continué à fonctionner jusqu'au 31 octobre, desservant de nouveau, à lui seul (du 1er septembre au 31 octobre), tous les quartiers de la ville et de la banlieue.

Pendant toute la durée de l'exercice du premier bureau, c'est-à-dire du 7 juillet au 31 octobre, un médecin au moins y fût constamment de garde, soit le jour, soit la nuit, prêt à donner ses soins à toute personne malade, sans distinction de quartier, d'âge, de profession, de nationalité, etc.

Durant cette période aussi (du 7 juillet au 31 octobre 1884), les opérations du service médical dans ce bureau ont donné lieu aux relevés statistiques qui vont suivre.

Le nombre total des malades visités, dans les divers quartiers de la ville, par les médecins de service, s'élève à neuf cent trente-sept.

Sur ces 937 malades, il a été constaté 741 cas de choléra et 196 cas de maladies ordinaires.

Les malades ordinaires, qui ne forment que le côté secondaire de cette statistique, se subdivisent ainsi :

132 — ont été soignés à domicile ;
26 — ont été secourus dans le local du bureau ;
16 — ont été conduits à l'Hôtel-Dieu ;
5 — ont été conduits à l'hôpital de la Conception ;
1 — a été conduit à l'hôpital militaire ;
16 — ont refusé les soins médicaux qui avaient été réclamés pour eux par des parents ou par des amis.

Sur les 741 cas de choléra constatés, 348 ont été conduits à l'hôpital du Pharo et 393 ont été soignés à leur domicile.

Des 348 cholériques conduits au Pharo, 16 sont morts dans le trajet de leur domicile à l'hôpital. Il nous est impossible, pour le moment, de fournir sur les autres aucun renseignement précis au sujet de leur guérison ou de leur décès.

Quant aux 393 cholériques soignés à domicile, ils ont donné lieu à 162 décès constatés.

Mais, ce nombre représente-t-il la proportion exacte des décès par rapport aux malades atteints ?... Nous ne saurions l'affirmer et même nous ne le pensons pas, car il est fort possible que, parmi ces malades, un certain nombre aient eu recours, après avoir reçu les premiers soins, à leurs médecins ordinaires, et que les constatations des décès qui ont suivi, aient été faites par des médecins étrangers au bureau et, par conséquent, non établies sur nos registres.

Au point de vue du sexe, les 741 cholériques observés se divisent ainsi :

Sexe masculin........ 400
Sexe féminin............................. 341

Quant à leur âge, il n'a pas été toujours possible de l'établir exactement ; toutefois, il a été précisé dans 507 cas, dont suit le relevé par période de 10 en 10 ans.

De   1 an   à 10 ans....... 30
De 10 ans à 20 » 49
De 20 » à 30 » 112
De 30 » à 40 » 107
De 40 » à 50 » 98
De 50 » à 60 » 58
De 60 » à 70 » 38
De 70 » à 80 » 12
De 80 ans et au-dessus................ 3
                                        ———
                                        507

Sous le rapport de la nationalité, les cholériques secourus sont ainsi répartis, du moins sur 694 cas connus :

Français	404
Italiens	242
Espagnols...............................	17
Grecs...................................	7
Allemands, Autrichiens.................	7
Anglais.................................	5
Suédois, Norwégiens....................	5
Suisses.................................	3
Autres nationalités.....................	4

Enfin, nous eussions voulu faire un relevé minutieux des divers quartiers, ou mieux encore, des diverses rues où nous avons constaté les cas cholériques sus-mentionnés ; mais nous avons pensé que ce travail serait fait, en temps voulu, d'une manière générale et très précise, par notre excellent et distingué confrère, M. le docteur Albenois, directeur du Bulletin mensuel de démographie et de statistique.

Qu'il nous suffise de dire que la partie de la ville qui a été le plus particulièrement desservie par le bureau central, surtout au point de vue des traitements à domicile, comprend tous les vieux quartiers et tous les ports, c'est-à-dire l'espace compris entre la rue de la République et les quais. Dans ce périmètre, les rues qui nous ont semblé plus généralement atteintes par le fléau sont les suivantes : du Refuge, Petit-Puits, du Poirier, de la Guirlande, Beaussenque, de la Mure, Torte, de la Loge, Poissonnerie-Vieille, des Muettes, de la Rose, Radeau, du Saule, Fontaine-Caylus, etc.

Le service médical, primitivement composé de douze médecins, a été, par suite de maladies ou de nominations à d'autres emplois successivement réduit à dix.

Voici le tableau du dernier roulement :

SERVICE DE JOUR

De 8 h. du matin	à 11 h...... . .	MM. les dr	Mireur et Sollier
De 11 h. »	à 2 h. du soir	»	Tron et Coureau
De 2 h. du soir	à 5 h. »	»	Carcassonne, Amalbert
De 5 h. »	à 8 h. »	»	Rouquette et G. Olive
De 8 h. »	à 11 h. »	»	A. Olive et Burlot

M. Rivière de la Souchère, étudiant en médecine, médecin-adjoint.

SERVICE DE NUIT

Le service médical de nuit commençait à 11 h. du soir, et se terminait à 8 heures du matin. Il était fait à tour de rôle par chacun des médecins inscrits.

Pendant la période grave de l'épidémie, les pharmaciens du quartier, MM. Arnoux, Camoin neveu, Martin, Onéto, Raybaud, J. Simon, O. Villevieille, avaient joint leurs services à ceux de MM. les docteurs et s'étaient concertés entre eux pour avoir toutes les nuits une officine ouverte à la disposition du public.

Nous ne saurions enfin terminer ce rapide exposé sans rendre hommage au zèle, au dévouement et à l'abnégation dont ont fait preuve, pendant toute la durée de l'épidémie, le corps des sapeurs-pompiers et la plupart des volontaires attachés au bureau ; les uns et les autres ont été pour nous, en maintes circonstances, de précieux auxiliaires.

D'après le roulement de service qu'ils avaient eux-mêmes établi, les volontaires montaient une garde de vingt-quatre heures tous les huit jours. Leur garde commençait à 9 heures du soir et se terminait le lendemain à la même heure. Inutile d'ajouter, bien entendu, qu'à l'époque des mauvais jours de l'épidémie, cette organisation eut été tout-à-fait insuffisante et qu'à cette époque néfaste huit ou dix volontaires étaient en permanence au bureau, tous rivalisant de courage et de bonne volonté.

Voici le dernier roulement de service des volontaires qui a figuré dans le bureau et qui comprend les noms de ceux qui, du début de l'épidémie à la fin, se firent toujours remarquer par leur empressement dans les circonstances difficiles.

SERVICE DES VOLONTAIRES

Lundi..........	MM. Cornellier et Pays
Mardi..........	Mallet et Gay de Taradel
Mercredi.... ..	Giraud et Gérard
Jeudi..........	Enrigo et Vassal
Vendredi	Bonnet et Lagnel
Samedi	Agnel et Piolaine
Dimanche......	Gallo et Paoli

Parmi les volontaires qui ne figurent pas sur ce roulement de service et que des motifs différents ont successivement éloignés du bureau, il en est dont le nom mérite d'être signalé.

Nous citerons d'abord MM. Carozzi et Itasse qui ont dû interrompre leur service par suite de maladie contractée dans l'exercice de leurs dangereuses fonctions, et après eux, par ordre alphabétique, MM. : L. de Beauregard. J. Blès, M. Calise, L. Capeau, De Capelle, C. Chassaing, Cruchet, Daignan, Daniel Julien, C. Garibo, M. Ispa, Jeansolin, Louirette, F. Martin, F. Pèpe, S. Pèpe, F. Pourquier, Poutet, H. Ramognino, M. Sans, Teineroni et Thiers.

Quant à MM. les sapeurs-pompiers et à leurs braves officiers, parmi lesquels se sont particulièrement distingués M. le capitaine Troin et M. le lieutenant Aillaud, leur éloge n'est plus à faire ; c'est le corps tout entier et sans exception qu'il faut citer à l'ordre du jour.

Tels sont très sommairement exposés les résultats obtenus par le premier bureau de secours aux cholériques. N'y aurait-il pas lieu de se demander à ce propos, si, conformément au vœu exprimé en 1881 au Conseil municipal par notre honorable confrère M. le docteur Carcassonne, l'établissement d'un bureau médical permanent, en dehors même de toute épidémie, ne constituerait pas une création précieuse pour la population indigente de notre ville ?... C'est là une question qui mérite au moins d'être remise à l'étude et sur laquelle nous ne saurions trop appeler l'attention de l'autorité compétente.

Marseille, le 9 Novembre 1884.

Pour le service médical du premier bureau de secours.

D' H. MIREUR.

N° 3

MAIRIE DE MARSEILLE

~~~~~~~~~~

Arrêté relatif à la prophylaxie des maladies contagieuses. — 29 Juin 1884.

~~~~~~~~~~

Nous, Maire de Marseille,

Vu la loi du 5 avril 1884,

Vu l'article 471 paragraphe 15 du code pénal,

Vu les arrêtés municipaux en date des 7 mars 1879 et 27 décembre 1881.

Considérant qu'il est du devoir de l'administration municipale de circonscrire dans la limite du possible les épidémies en vue de diminuer la mortalité et de préserver la vie des citoyens ;

Considérant que le vœu général de la population est d'arriver par tous les moyens à l'assainissement de la Cité ;

Considérant qu'il importe de rappeler au sentiment de la préservation sociale, les personnes qui par leur insouciance aveugle, compromettent non-seulement leur propre santé mais portent une grave atteinte à la santé publique ;

ARRÊTONS :

ARTICLE PREMIER. — Il est défendu aux personnes qui ont chez elles un malade atteint d'une affection contagieuse (petite vérole, rougeole, fièvre typhoïde, croup, diphtérie, scarlatine et choléra), de secouer par les fenêtres ou dans l'escalier de la maison qu'elles habitent, des tapis, vêtements, linges, etc. ; les poussières, les balayures ou détritus de quelque nature qu'ils soient ne pourront être descendus sur la voie publique et seront brûlés dans la cheminée.

ART. 2. — Les déjections des malades contagieux devront être désinfectées avant d'être projetées dans les lieux ou dans les fosses mobiles.

ART. 3. — Après la convalescence ou le décès d'un malade contagieux, on devra faire procéder à la désinfection complète et sur place des linges ou vêtements, objets de literie, meubles, locaux, etc., qui auront servi au malade ; si, dans le délai de trois jours, on ne s'est pas conformé à cette prescription, la désinfection sera faite d'office par l'Administration municipale aux frais de qui il appartiendra.

Les locataires ou loueurs d'hôtels meublés ou garnis pourront être rendus responsables de la non-désinfection des appartements infectés.

ART. 4. — La désinfection sera faite aux frais de la Ville pour les indigents.

ART. 5. — Lorsqu'un cas de maladie contagieuse lui sera signalé, M. le Commissaire de police de l'arrondissement devra s'assurer que toutes les précautions sont prises pour empêcher la contagion.

Il pourra, s'il le juge utile, s'adjoindre un médecin inspecteur désigné par la municipalité.

ART. 6. — Lorsque le médecin traitant aura déclaré qu'un malade est atteint de choléra, les personnes qui donnent les soins au dit malade sont tenues d'en prévenir immédiatement le Commissaire de leur quartier.

ART. 7. — Il est défendu de donner aux blanchisseuses des linges, couvertures ou vêtements contaminés non désinfectés ; il est également défendu de laisser ces mêmes hardes dans des lavoirs privés servant à plusieurs familles et dans les buanderies ou lavoirs où le linge public est traité.

ART. 8. — Il est formellement interdit aux brocanteurs, fripiers et chiffonniers d'acheter ou de vendre des objets de quelque nature qu'ils soient, ayant séjourné dans des appartements occupés par un malade contagieux, s'ils n'ont été préalablement désinfectés.

ART. 9. — Les eaux provenant des bains de malades contagieux ou des bains sulfureux dits de Barèges, devront être désinfectées avant d'être versées dans les ruisseaux ou dans les égouts.

ART. 10. — Il est rappelé au public que les personnes atteintes d'une affection contagieuse ou transmissible ne peuvent être transportées dans les voitures de place, de remise ou de louage. Des voitures spéciales sont mises à leur disposition par l'Administration municipale.

ART. 11. — Les infractions aux dispositions qui précèdent seront rigoureusement punies des peines de police, rescrites ou à prescrire dans l'intérêt de la santé publique.

ART. 12. — M. le Commissaire central et MM. les Commissaires de police sont chargés, chacun en ce qui les concerne, de l'exécution du présent arrêté.

Fait à Marseille, en l'Hôtel-de-Ville, le 29 juin 1884.

Le préfet des Bouches-du-Rhône.   *Le maire de Marseille,*

CAZELLES.   ALLARD.

N° 4

MAIRIE DE MARSEILLE

Arrêté relatif à l'assainissement des navires stationnant dans les ports de Marseille. — 5 juillet 1884.

Nous Maire de Marseille,

Vu la loi du 5 avril 1884 ;

Considérant qu'en présence de l'épidémie cholérique, il est de toute nécessité que des mesures d'assainissement soient prises à bord des navires ancrés dans nos ports, et dont beaucoup nous sont signalés comme se trouvant dans un état d'insalubrité notoire,

ARRÊTONS :

ARTICLE PREMIER. — Il est enjoint aux capitaines des navires stationnant dans les ports de Marseille de faire procéder deux fois par jour au lavage du pont, cabines, parois, cales à marchandises, lieux, etc. Un de ces lavages devra être fait avec une solution de chlorure de zinc à 2 0/0. Pour ces lavages, il est défendu de se servir de l'eau des ports.

ART. 2. — Chaque matin les objets de couchage seront montés sur le pont pour y être aérés. Le linge sale ne devra pas séjourner et sera rapidement lavé.

ART. 3. — Dans la journée on ouvrira largement les écoutilles, hublots et, en général, toutes les ouvertures pour aérer le navire.

ART. 4. — La sentine sera désinfectée tous les dix jours par la projection dans les cales de 1 kilogr. de chlorure de zinc par mètre cube d'eau ; on ne pourra les vider par les pompes ou autrement sans cette désinfection préalable ; (le chlorure de zinc ainsi employé n'entrave pas le jeu des pompes et conserve le bois).

ART. 5. — Les capitaines devront en outre veiller à ce que l'eau de consommation journalière soit de bonne qualité (l'eau du canal qui coule aux fontaines est la meilleure à Marseille) ; le charnier devra être tenu dans un grand état de propreté et l'eau en sera fréquemment renouvelée.

Art. 6. — Si un cas de choléra se déclarait à bord, le capitaine ou toute autre personne ayant le commandement, est tenu d'en faire immédiatement la déclaration à M. le Commissaire spécial des ports, lequel fera transporter le malade à l'hôpital du Pharo. Le navire sera ensuite tiré hors des rangs et placé dans tel point de la rade désigné par la Commission sanitaire, où on prendra à son égard toutes mesures de désinfection exigées par la circonstance.

Art. 7. — Les infractions aux dispositions qui précèdent seront rigoureusement punies des peines de police, sans préjudice des mesures que l'autorité municipale croirait devoir prendre ou prescrire dans l'intérêt de la santé publique.

Art. 8. — M. le Commissaire central et MM. les Commissaires de police sont chargés, chacun en ce qui le concerne, de l'exécution du présent arrêté.

Fait à Marseille en l'Hôtel-de-Ville, le 5 juillet 1884.

Le Préfet des Bouches-du-Rhône,   *Le Maire de Marseille,*

CAZELLES.   E. ALLARD.

N° 5

MINISTÈRE DE LA GUERRE

Instruction du 30 Juillet 1883, pour les corps de troupe et les hôpitaux en prévision d'une épidémie de choléra.

CORPS DE TROUPE

MOYENS PRÉSERVATIFS

1. Dans les circonstances où l'on peut prévoir le retour d'une épidémie de choléra, les règles hygiéniques recommandées en tout temps dans l'armée, et dont la vigilante application lui a été, en particulier, si profitable en 1832 et en 1849, doivent être rigoureusement observées. On insistera spécialement sur les dispositions suivantes :

2. Éviter ou diminuer l'encombrement des habitations en réduisant, autant que possible, le nombre des hommes dans les chambres, et en les distribuant dans toutes les parties disponibles affectées au logement ; même, au besoin, étendre celui-ci.

3. Renouveler, pendant le jour, l'air des chambres par l'ouverture permanente ou souvent répétée des fenêtres et des portes ; défendre, toutefois, d'ouvrir les croisées le matin, et d'établir des courants d'air avant que les hommes soient complètement habillés. Entretenir constamment pendant le jour et la nuit, lorsque les fenêtres sont fermées, une ventilation modérée, sans trop grand refroidissement de la chambre et sans courants nuisibles, à l'aide de ventouses et de ventilateurs appropriés à cet usage, s'ils existent, établir ces moyens s'ils n'existent pas. Lorsque le temps sera froid et surtout froid et humide, multiplier dans les chambres, les foyers particuliers, lesquels ont le triple avantage de donner une chaleur tempérée, de détruire l'humidité, de faciliter l'aération, conditions particulièrement essentielles pendant une épidémie de choléra, tandis que les chauffoirs communs, installés dans une salle unique par caserne, souvent même dans une salle où couchent des hommes, peuvent devenir des sources d'infection, à raison de la profonde viciation de l'air qui y occasionne une trop grande réunion de personnes. En tout état de choses, empêcher les soldats de s'assembler en trop grand nombre

simultanément dans les chambres chauffées et défendre expressément d'y fumer.

4. Ne conserver dans les chambres aucun homme qu'une indisposition, même légère, obligerait à garder le lit ; le faire entrer suivant le cas, à l'infirmerie ou à l'hôpital.

5. Déterminer deux ou trois repos, d'une heure au moins chacun par jour, dans les ateliers d'ouvriers ; pendant ces intervalles, faire évacuer le local et en tenir les fenêtres ouvertes.

6. Eviter, autant que possible, le dépôt dans les chambres habitées, des objets d'équipement et de harnachement produisant et entretenant une odeur fétide et malsaine, tels que bottes, schabraques, etc.

7. Tenir la main à l'exécution scrupuleuse des prescriptions relatives à la propreté des casernes et autres logements militaires.

8. Faire blanchir à la chaux les murs des chambres, des corridors, des escaliers, si cette opération n'a pas été faite depuis un an.

9. Veiller à ce que le balayage soit fait avec le plus grand soin, et que les ordures ne séjournent ni dans les chambres, ni dans les corridors, ni dans les cours.

10. Faire enlever, tous les trois jours, les fumiers ; ne pas les conserver en tas dans les cours, ni à proximité des casernes.

11. Pourvoir partout les latrines de portes battantes, se fermant d'elles-mêmes. Réparer, s'il y a lieu, le dallage des cabinets ; remettre en bon état ou établir toutes les dispositions destinées à empêcher la stagnation des liquides et à faciliter le nettoiement ; badigeonner *tous les jours* les murailles *du haut en bas jusqu'au sol* avec un lait de chaux. Entretenir continuellement l'aération des latrines ; verser sur le sol et dans les fosses une solution de sulfate de fer à 30 grammes de sel ferrique par litre d'eau.

12. Supprimer les baquets dans les lieux clos où ils sont employés, ou les disposer de la manière le plus convenable pour prévenir, autant que possible, l'exhalation de gaz fétides ; dans le même but, y verser tous les matins, après le nettoyage, un demi-litre de la solution de sulfate de fer précitée.

13. Placer, dans les latrines qui ne seront pas suffisamment assainies par les moyens indiqués à l'article 11, dans les ateliers, salles de police, prisons, dans tous les lieux où l'infection peut se produire, de larges terrines pleines d'eau chlorurée obtenue d'après cette formule :

Hypochlorite de chaux sec.................... 1 partie
Eau.. 12 parties.

Laissez déposer et décantez.

La solution sera renouvelée toutes les fois que les médecins le jugeront convenable.

14. Faire opérer l'enlèvement immédiat des immondices ou en faciliter l'écoulement dans les égouts, fossés, canaux, cours d'eau qui se trouvent dans le voisinage des logements militaires.

15. Recommander aux hommes l'entretien de la plus grande propreté individuelle, tant par le changement fréquent de linge que par les lotions de diverses parties du corps.

16. Redoubler d'attention à l'égard des ordinaires. Veiller particulièrement à ce que la viande soit de bonne qualité, mieux choisie, plus musculeuse ; en augmenter la quantité ; diminuer l'usage des légumes aqueux, qui sont généralement relâchants, celui des légumes secs ; faire alterner les légumes avec le riz que l'on devra ne pas faire trop cuire, mais faire simplement crever ; car, c'est parce qu'il est ordinairement trop cuit, réduit en véritable colle, que cet excellent aliment plaît peu aux soldats ; donner au bouillon plus de sapidité et de parfum, qualités essentielles pour la digestibilité, en y mettant quelques clous de girofle, un bouquet d'herbes aromatiques, etc. Interdire les végétaux crus, salade, concombre, radis, etc. ; les salaisons, le lard dont la qualité ne serait pas trop irréprochable. Du vin, qui pourra être accordé par des décisions spéciales, sera demandé chaque fois que la nécessité en sera reconnue.

17. Rappeler aux hommes les dangers de l'ivrognerie et de l'intempérance, et insister d'autant plus sur ce point que l'expérience de 1849 a démontré que le plus léger excès peut devenir l'occasion de la maladie ; exercer une grande surveillance sur les boissons et les aliments solides débités dans les cantines et les cabarets fréquentés par les soldats, particulièrement sur les viandes de charcuterie, dont l'altération peut produire un véritable empoisonnement ; empêcher formellement la vente de ces viandes dans les cantines.

18. Veiller rigoureusement à ce que les hommes soient, en toutes circonstances, suffisamment vêtus pour se préserver du froid, de l'humidité, de l'effet des brusques transitions de température. Tenir la main à ce que, pendant la nuit, les militaires obligés de se lever pour satisfaire quelques besoins ne sortent de la chambre que le corps vêtu du pantalon et de la capote, la tête couverte et les pieds convenablement chaussés ; instituer des gardes de chambrée pour exiger l'observation de ces précautions.

19. Toute fatigue excessive, tout ce qui tendra à débiliter étant une condition de prédisposition à l'invasion de la maladie, il importe de ménager les forces des soldats par une diminution de travaux. Ne commencer les exercices des troupes que lorsque le

froid des nuits est dissipé et après le déjeuner, les suspendre ou les abréger, quand le temps est froid et humide.

20. Diminuer, autant que possible, le nombre de postes pendant la nuit ; réduire à une heure le temps de faction de jour et de nuit ; donner, en toute saison, la capote de guérite, pour qu'il en soit fait usage, selon le besoin, soit le jour et la nuit, soit la nuit seulement. Même en été, la fraîcheur des nuits pendant la faction peut être nuisible. Surveiller d'une manière toute expresse la tenue des corps de garde, sous le rapport du renouvellement de l'air et sous celui de la température, qui est trop souvent excessive. Laisser aux hommes qui descendent la garde la journée entière pour se reposer.

21. Ne mettre, en cas de route, les troupes en marche qu'après le déjeuner.

22. Le traitement de certaines maladies n'exige pas moins d'attention que toutes les parties de l'hygiène. On doit particulièrement apporter une grande discrétion dans l'emploi des moyens qui troublent les fonctions digestives, provoquent des évacuations et débilitent l'économie, tels que les vomitifs, les purgatifs, les émissions sanguines. Dans la blennorrhagie, en particulier, il convient d'être réservé dans l'administration du copahu et d'en surveiller les effets.

PREMIERS SECOURS.

23. Rempli de confiance dans le savoir, l'expérience et le zèle des médecins de l'armée, le comité consultatif de santé se bornera à de brèves indications sur le diagnostic, le traitement de la maladie dont il s'agit, et sur la conduite de ces médecins en face de l'épidémie.

24. L'observation des épidémies précédentes de choléra a constamment démontré que cette affection présente des chances de guérison d'autant plus grandes qu'elle a été traitée à une époque plus rapprochée de son début, et que, plus que toute autre maladie, elle est annoncée par des phénomènes précurseurs. Il est donc de la plus grande importance de prendre des dispositions telles que, dès les premières atteintes du mal, les militaires puissent réclamer et trouver auprès d'eux les secours de la médecine.

25. A cet effet, il y aura à organiser dans chaque corps de troupe un matériel, un personnel et l'administration des soins.

26. Relativement au matériel, on annexera aux infirmeries régimentaires, ou l'on désignera dans les quartiers où il n'y aura pas d'infirmerie, un local suffisamment spacieux et salubre, d'accès facile, au rez-de-chaussée autant que possible ; on le

pourvoiera des moyens nécessaires pour le chauffer et y faire toutes les préparations convenables, ainsi que de quelques chemises de laine, de brosses et de morceaux de flanelle pour frictions, de briques ou mieux de cruchons, des médicaments indiqués pour les premiers secours. Ces objets, à l'exception des moyens de chauffage, seront demandés sur bons et d'après les règles en vigueur, en proportion des besoins prévus, soit dans les magasins centraux des hôpitaux militaires, soit dans les pharmacies militaires du lieu ou des villes environnantes, et, à Paris, Marseille et Alger, dans la pharmacie centrale, la réserve ou le dépôt des médicaments. Dans les casernes, les forts et les autres établissements éloignés de plus de deux kilomètres de l'hôpital militaire le plus voisin, on donnera à ce local un développement et un approvisionnement suffisants pour constituer un dépôt de premiers secours.

27. En ce qui concerne le personnel, dès que la maladie aura éclaté dans une place, un service de garde, en médecins militaires et en plantons, sera établi par quartier ; si l'importance du service l'exige, des médecins de l'hôpital militaire du lieu ou d'un hôpital militaire voisin pourront être détachés, ou des requis pourront être commissionnés sur place. Les uns et les autres seront mis sous les ordres du médecin chargé du service sanitaire du corps. Celui-ci prendra lui-même des mesures afin d'être averti à temps, soit de jour, soit de nuit, pour se rendre promptement auprès des hommes chez lesquels la maladie se serait déclarée.

28. Les plantons consisteront en soldats dont le nombre sera indiqué par le médecin chef de service, proportionnellement aux cas qui exigeront des soins immédiats ; ils seront adjoints au sous-officier, ou au caporal ou brigadier d'infirmerie, là où il y aura une infirmerie, ou mis sous les ordres d'un sous-officier, ou d'un caporal ou brigadier, là où il n'y aura pas d'infirmerie.

29. Quant à l'administration des soins, elle aura pour base les mesures suivantes :

30. Les visites des médecins de corps se feront exactement deux fois par jour, au moins, dans toutes les casernes.

31. En temps de choléra, la diarrhée est le premier symptôme de la maladie ; on a d'autant plus de chancer de prévenir le développement de cette maladie, qu'on traite la diarrhée dès le début. En conséquence, tout homme atteint de diarrhée, si légère qu'elle soit, devra immédiatement se présenter ou être signalé aux médecins ; mais ceux-ci, d'eux-mêmes, devront s'enquérir de l'état sanitaire, à cet égard, par tous les moyens à leur disposition : on ne saurait trop le leur recommander.

32. On fera d'ailleurs connaître, sans retard, aux médecins, toutes les indispositions dont les militaires seront atteints.

33. L'invasion de la maladie n'est pas toujours identique et, par conséquent, on devra agir différemment selon les particularités que cette invasion présentera.

Ainsi :

A. Les diarrhées simples pourront être traitées à la caserne, dans la salle spéciale ;

B. Si la diarrhée persiste, s'aggrave, ou se manifeste, dès l'abord, avec intensité, qu'elle occasionne quinze à vingt selles par jour ; si les selles sont blanches, riziformes ; s'il y a vomissements et crampes, envoi immédiat à l'hôpital ; à plus forte raison si le caractère de la maladie est plus prononcé.

C. Dans les casernes éloignées de plus de deux kilomètres d'un hôpital militaire, on traitera sur place, dans le dépôt précité, les cas déterminés de choléra, surtout si l'invasion est brusque, la marche rapide, à plus forte raison les cas foudroyants, tous ceux enfin dans lesquels l'interruption des soins et les causes d'aggravation, pendant un trajet tel que celui qui est indiqué, laisseraient inévitablement faire à la maladie ou même occasionneraient un progrès irréparable.

34. Dans les cas de diarrhée simple, l'expérience a démontré au conseil de santé que la meilleure médication consiste à faire boire très modérément, à administrer le premier jour, en deux fois, à deux heures d'intervalle, une potion contenant 15 à 20 gouttes de laudanum de Sydenham dans 90 grammes de véhicule; à faire prendre un quart de lavement avec 6 à 15 gouttes du même laudanum ; à répéter cette injection deux, trois ou quatre fois le même jour, selon que la précédente aura été gardée ou rendue. Le second jour, diminuer le laudanum à l'intérieur ; en supprimer l'administration en lavement et y substituer l'extrait de ratanhia à la dose de 6 à 12 grammes par lavement. Pour boisson ordinaire, infusion de tilleul chaude à doses modérées.

35. Dans le cas où l'homme doit être envoyé à l'hôpital, le transport s'effectuera en voiture ou sur un brancard couvert, le malade ayant été préalablement enveloppé de couvertures de laine, sous lesquelles seront placés des cruchons pleins d'eau chaude ou des briques chauffées, particulièrement auprès des membres inférieurs et de la colonne vertébrale. Lorsque le transport ne pourra être immédiat, on portera, en attendant, le malade à la salle indiquée à l'article 26 et on lui administrera les premiers secours suivants : le coucher dans un lit chaud, lui mettre une chemise de laine préalablement chauffée, le frotter

avec de la flanelle chaude ou des brosses à frictions ; lui faire boire une petite quantité d'une boisson aromatique chaude.

36. Lorsqu'il y aura lieu de traiter le malade au quartier conformément au paragraphe C de l'article 33, dans les cas foudroyants ou à marche rapide, où il s'agit de réchauffer le malade, de rétablir la circulation et les mouvements du cœur, de réprimer les évacuations qui l'épuisent, des infusions de camomille, de sauge, de mélisse, des cruchons d'eau chaude aux pieds, des frictions avec la flanelle imprégnée d'alcool, d'eau-de-vie ou d'huile camphrée, des quarts de lavement laudanisés, etc., remplissent les indications, et le succès est au prix de la persévérance dans l'emploi bien réglé de ces simples moyens auxquels il faut ajouter, dans les cas d'affaissement, d'adynamie, etc., l'usage intérieur de l'acétate d'ammoniaque à la dose de 10 à 30 grammes par jour, avec ou sans addition de laudanum, suivant le nombre des évacuations. La réaction obtenue, il importe de la soutenir, car fréquemment elle oscille et tombe, et il devient urgent de procéder, sans délai, à un nouveau réchauffement. Une fois cette réaction bien décidée, il faut diriger le malade sur l'hôpital, avec les précautions prescrites à l'article précédent.

37. Les dépenses exceptionnelles pour l'amélioration de l'ordinaire, l'achat de combustibles, des vases ou ustensiles divers, feront l'objet d'un supplément de solde qui sera alloué par décision spéciale.

HOPITAUX.

38. Une fois le choléra déclaré dans une garnison, on devra éloigner de l'hôpital, au moyen de congés de convalescence ou d'évacuations, tous les hommes souffreteux, débilités, qui pourront supporter le déplacement ; tels sont : les convalescents de fièvre grave, de fièvre intermittente, les hommes affaiblis par les maladies d'Afrique, les tuberculeux, etc., l'expérience a en effet démontré que les hommes de cette catégorie, en restant dans les foyers de la maladie, sont, en général, plus exposés à ses atteintes, et, d'un autre côté, il importe de faire des vides pour éviter l'encombrement.

39. Afin de faciliter le service exceptionnel qu'entraîne une pareille épidémie, des salles particulières seront disposées dans chaque hôpital pour recevoir : les unes, les cholériques en traitement, et elles seront dans les bâtiments séparés ou dans les parties les plus éloignées des salles ordinaires de malades ; les autres, les cholériques convalescents.

40. Les salles destinées aux cholériques en traitement seront

pourvues de tous les objets nécessaires pour la médication de cette maladie, savoir: pour chaque lit, des draps d'alèze, une double couverture, un bassin, une chemise de laine longue et ample, ouverte dans toute sa longueur, s'attachant par des cordons sur le devant, une paire de moufles, une paire de chaussettes, un bonnet de laine, un lé de flanelle. Sur une table centrale, sous la garde des infirmiers et sous responsabilité de l'infirmier-major, seront disposés à l'avance quelques appareils de réchauffement et, selon l'indication du médecin traitant, une certaine proportion des moyens de traitement interne et externe qui se trouveront ainsi sous la main, afin d'éviter les pertes de temps qui peuvent être si funestes dans la première période de la maladie. Les lits seront largement espacés, et l'on entretiendra une aération diurne et nocturne par l'ouverture permanente de deux baies opposées, par exemple des impostes placées aux deux extrémités de la salle.

41. Un service de garde permanent en médecins, officiers d'administration et infirmiers, indépendant du service de garde du reste de l'hôpital, sera établi, s'il y a lieu, dans ces salles ou à proximité ; un ou plusieurs médecins aides-majors y seront à demeure pour administrer ou faire administrer les premiers secours, conformément aux instructions du médecin traitant, qui seront affichées.

42. Il y aura constamment un infirmier-major dans la salle. Les infirmiers seront affectés spécialement, d'une manière permanente, à des parties distinctes du service : les uns, et ce sera le plus grand nombre; aux frictions, d'autres à l'administration des potions de lit en lit, d'autres à la vidange, qui devra avoir lieu trois fois au moins à des heures déterminées. Les vases destinés aux déjections recevront au préalable un litre de solution d'acide phénique. Les linges ayant servi aux cholériques, qu'ils aient été souillés ou non, seront plongés immédiatement dans un baquet contenant une solution d'acide phénique ou de sulfate de cuivre. Des lampes à vaporisation d'acide phénique seront disposées dans chaque salle.

43. Eu égard à la mobilité des symptômes du choléra, et à la variabilité, ainsi qu'à l'urgence des indications qui peuvent en résulter, il sera convenable que les visites réglementaires du médecin traitant soient portées à trois au moins dans les vingt-quatre heures.

44. Dès qu'un cholérique arrivera à l'hôpital, il sera immédiatement transporté dans la salle spéciale, et le médecin en chef ou les autres médecins traitants seront sur-le-champ prévenus. Il y aura, à l'entrée de l'hôpital, un brancard en permanence avec cou-

vertures et sachets de sable chaud pour y placer les malades qui ne seraient pas apportés de cette manière.

45. Sans vouloir imposer à la conscience des médecins des règles absolues de traitement, le comité consultatif de santé croit devoir, avec une nouvelle insistance, rappeler ce qu'il disait en 1852, dans l'instruction du 4 mai, et, en 1849, dans celle du 5 février : « *Point d'empirisme, il est indigne du vrai savoir et* « *de l'habileté pratique ; point de dangereux essais sur les défen-* « *seurs du pays ; point de coupable témérité déguisée sous le* « *nom de hardiesse ; application méthodique et consciencieuse* « *des principes fondamentaux de l'art de guérir : à cela se* « *réduit le devoir du médecin militaire dans tous les cas.* »

46. Dès que les symptômes le permettront, diriger, sur la désignation du médecin traitant, les convalescents dans la salle qui leur aura été préparée. Le même médecin traitant fera, dans cette salle, des visites exactes deux fois par jour ; il portera la plus grande attention aux rechutes. On exercera une surveillance sévère pour éviter les moindres écarts, qui seraient presque infailliblement funestes. On ne laissera sortir, pour la promenade, que sur l'autorisation expresse du médecin. Un régime alimentaire spécial sera accordé sur la demande motivée du médecin.

47. Les corps des hommes qui auront succombé seront transportés, aussitôt que le décès aura été constaté, à la salle de dépôt. Après les autopsies, on procédera promptement à l'inhumation.

48. Les lits, les effets de literie qui auront servi aux cholériques, devront être lavés et désinfectés avant d'être mis en service pour d'autres malades.

49. Les médecins de garde à l'hôpital seront nourris au compte de l'établissement.

50. Les gardes des officiers attachés au service des cholériques ne dépasseront pas douze heures. Ils auront double ration de vin et, pendant la nuit, du café. Tous les jours, après la visite du matin, le médecin traitant ou un médecin désigné à cet effet par lui, se fera rendre compte de l'état de santé de ses infirmiers et prescrira, lorsqu'il y aura lieu, des repos, des suspensions de fonctions.

DISPOSITION COMMUNE AUX CORPS DE TROUPE ET AUX HOPITAUX.

51. Dès que quelque cas de choléra se sera manifesté dans un corps de troupe, dans un hôpital militaire ou dans la population civile, les médecins militaires en donneront immédiatement un avis, aussi détaillé que possible, au directeur du service de santé du corps d'armée, pour qu'il propose, s'il y a lieu, les mesures

additionnelles que les circonstances exigeront. Lorsqu'il s'agira de militaires, les principaux renseignements seront consignés sur un état conforme à un modèle indiqué. Les médecins militaires continueront de tenir le directeur du service de santé, par des rapports rapprochés, au courant de ce qui surviendra.

Paris, le 20 juillet 1883.

Le Ministre de la guerre,

THIBAUDIN.

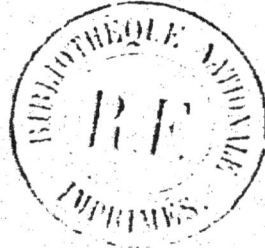

TABLE DES MATIÈRES

II

Prophylaxie privée

CHAPITRE QUATRIÈME

DES DIVERSES MÉTHODES DE TRAITEMENT DU CHOLÉRA

PIÈCES JUSTIFICATIVES

FIN DE LA TABLE DES MATIÈRES

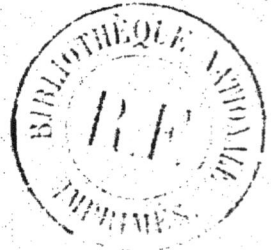

Marseille — Impr. Générale Achard et Cie, rue Chevalier-Rose, 3 et 5.

Essai sur l'hérédité de la **Syphilis**, Brochure in-8°, Paris, 1867. — A. Delahaye.

De la perforation syphilitique du voile du palais et de son traitement. — Brochure in-8°. — Marseille.

La Syphilis dans ses rapports avec le Mariage, par D' E. Langlebert. — Etude bibliographique, Brochure in-8°, Marseille, 1873.

La Syphilis et la Prostitution dans leurs rapports avec l'hygiène, la morale et la loi. — Un fort volume in-8°. — Paris, 1875. G. Masson.

Recherches sur la non-inoculabilité syphilitique des sécrétions. — Brochure in-8°. — Paris, 1878. G. Masson.

Rétif de la Bretonne et son œuvre. — Etude philosophique — Brochure in-12. — Gay et Doucé, 1879, Bruxelles.

La Syphilis et les Assurances sur la vie. — Volume in-8°. 1re et 2me éditions. — Paris, 1882. G. Masson.

La Prostitution à Marseille. — Histoire, administration et police, hygiène. — Volume in-8°. — Paris, 1882. E. Dentu.

Marseille. — Imp. Générale, Acharil et Cie.

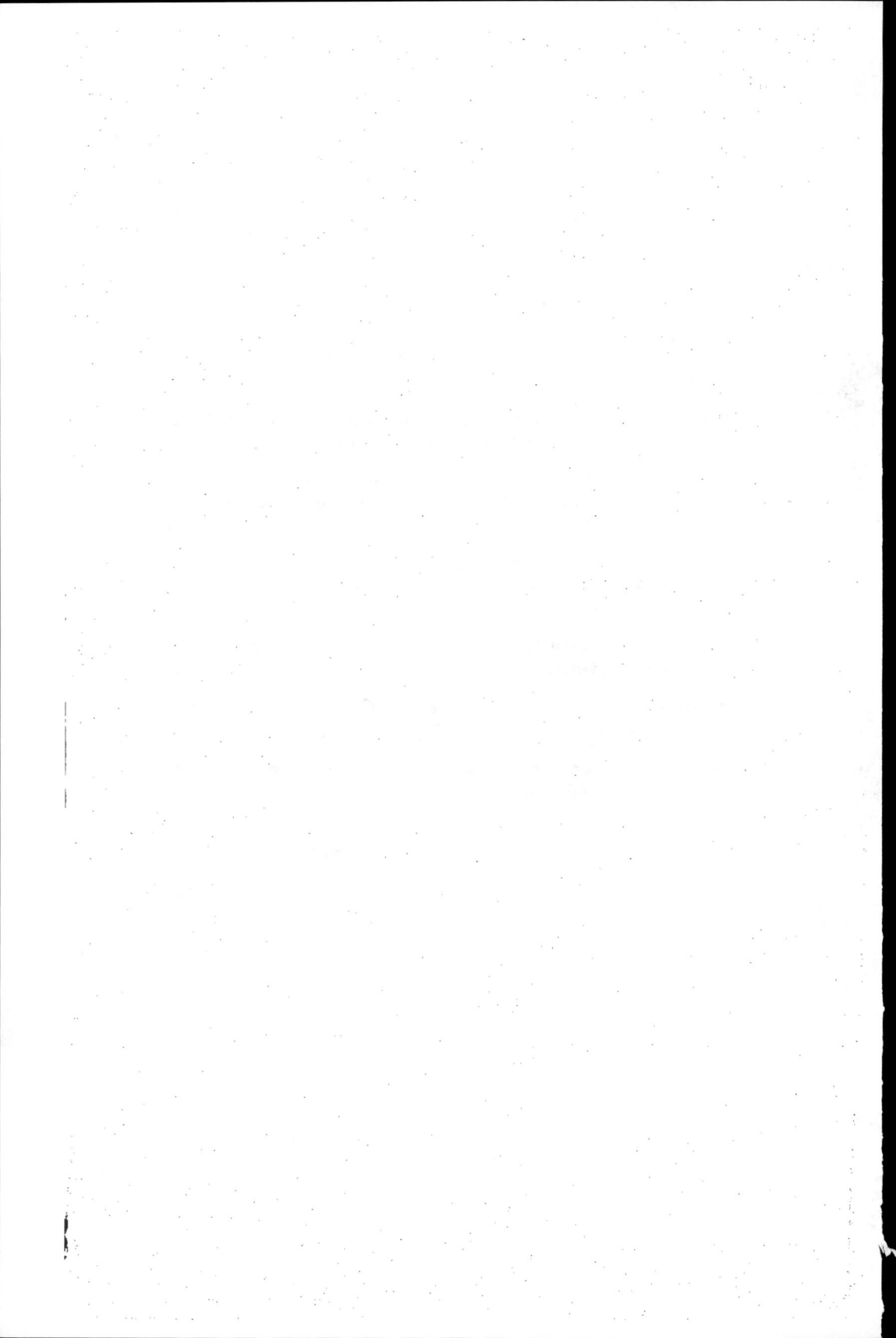

www.ingramcontent.com/pod-product-compliance
Lightning Source LLC
Chambersburg PA
CBHW060543210326
41519CB00014B/3326